Méric ZONGO

A aldeia terapêutica de ZE KANE Samuel

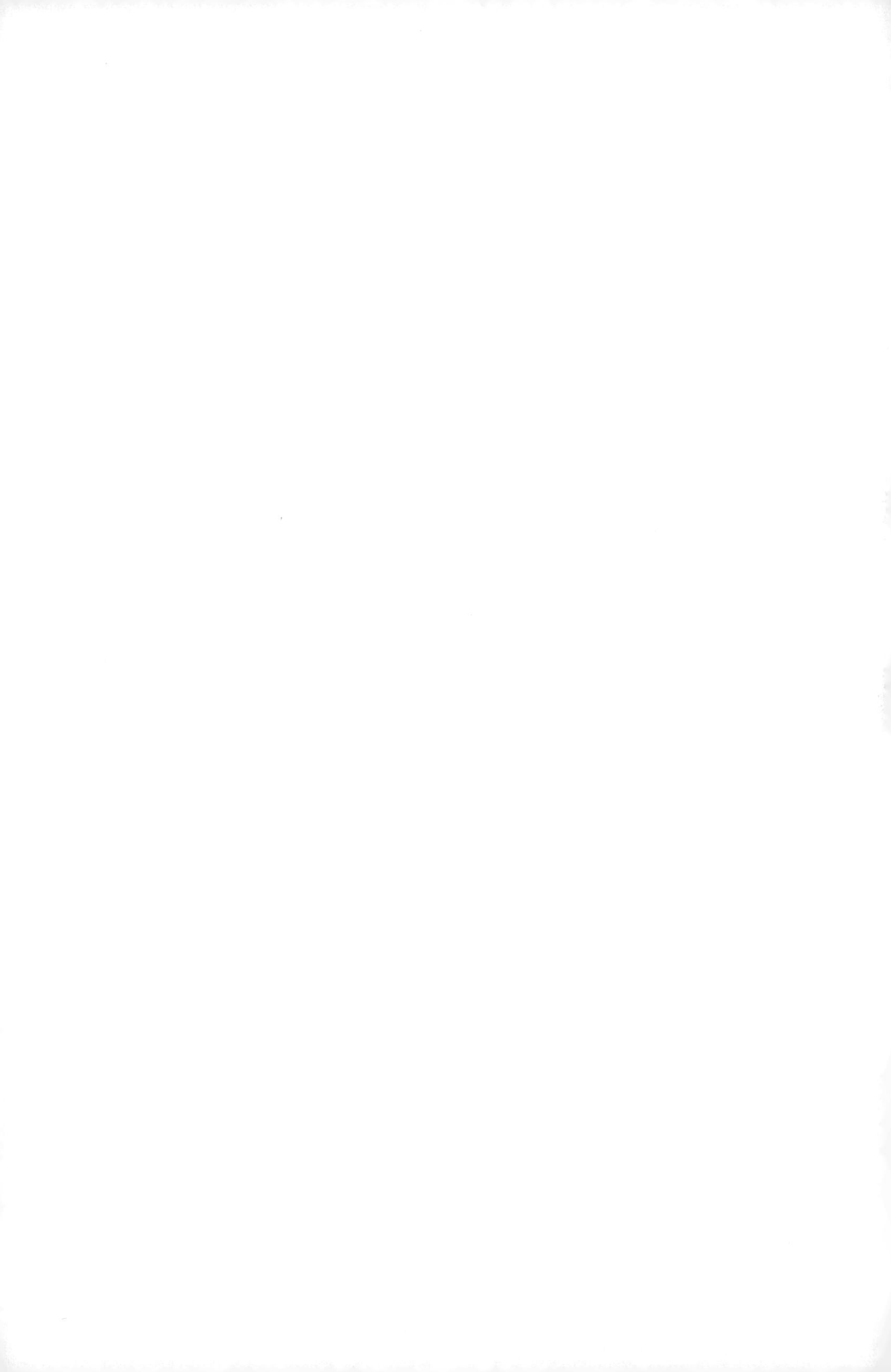

Méric ZONGO

A aldeia terapêutica de ZE KANE Samuel

práticas de tratamento das fracturas ósseas em Nièté

Imprint

Any brand names and product names mentioned in this book are subject to trademark, brand or patent protection and are trademarks or registered trademarks of their respective holders. The use of brand names, product names, common names, trade names, product descriptions etc. even without a particular marking in this work is in no way to be construed to mean that such names may be regarded as unrestricted in respect of trademark and brand protection legislation and could thus be used by anyone.

Cover image: www.ingimage.com

This book is a translation from the original published under ISBN 978-620-3-45942-5.

Publisher:
Sciencia Scripts
is a trademark of
Dodo Books Indian Ocean Ltd. and OmniScriptum S.R.L publishing group

120 High Road, East Finchley, London, N2 9ED, United Kingdom
Str. Armeneasca 28/1, office 1, Chisinau MD-2012, Republic of Moldova, Europe
Printed at: see last page
ISBN: 978-620-7-73002-5

Conteúdo

AGRADECIMENTOS

Gostaria de expressar a minha gratidão a todos aqueles que contribuíram de alguma forma para a realização deste trabalho, e espero que encontrem nestas poucas linhas o meu mais profundo reconhecimento.

Estou a pensar, em particular, na minha orientadora de investigação: *a Dra. Marceline MBETOUMOU.* Foi uma grande honra para si aceitar-nos como estudantes. O seu rigor metodológico, o seu sentido de trabalho bem feito, os seus conselhos e o seu apoio moral e material são aspectos memoráveis. Fez inúmeros esforços para garantir o sucesso desta tese de mestrado.

Ao Vice-Reitor responsável pela auditoria interna e externa na Universidade de Ngaoundere, Pr. *BIWOLE FOUDA Jean,* pelo seu apoio financeiro e material para este trabalho.

A todos os meus professores do Departamento de Sociologia/Antropologia, durante o meu percurso académico.

A todas as pessoas da aldeia de Nko'olong que me aceitaram como seu neto, que trabalharam em conjunto para tornar este estudo uma realidade,

Estou a pensar em *ZE KANE Samuel* e no seu filho *MONAYONG Martin*, ambos praticantes tradicionais em Nko'olong.

A todos os pacientes da "aldeia terapêutica" de ZE KANE e aos seus inquéritos.

A todas as autoridades administrativas e tradicionais do distrito de NIETE pelas suas várias autorizações de investigação e supervisão.

A todos os meus colegas de turma pela entreajuda e simpatia que prevaleceram durante a realização deste trabalho.

À minha grande irmã *MIMBE Michelle Nathalie* pelo seu apoio moral e financeiro ao longo dos seus anos de estudo.

Ao meu irmão mais velho, *NZAMBI GEORGES Donald,* pelo seu encorajamento, conselhos e apoio material na realização deste trabalho.

A todos aqueles que, de perto ou de longe, me apoiaram com os seus conselhos e encorajamentos e cujos nomes não figuram nesta obra, não por omissão, que encontrem nestas palavras a minha profunda gratidão.

RESUMO

A presente dissertação, intitulada: **A aldeia terapêutica de ZE Kane Samuel: práticas de tratamento de fracturas ósseas em Niete, tem como objetivo esclarecer** o tratamento de fracturas em contexto tradicional, procurando compreender, por um lado, o processo de tratamento de fracturas por um terapeuta tradicional e, por outro, as motivações dos pacientes para a escolha da medicina tradicional. A área de estudo baseia-se numa aldeia do distrito de Niete. A população-alvo do estudo foi a população local, principalmente os pacientes que receberam tratamento de traumatismos na aldeia terapêutica de ZE Kane. Quando as pessoas se sentem doentes, procuram formas e meios de recuperar a sua saúde. Uma abordagem metodológica baseada no raciocínio empírico-dedutivo foi desenvolvida após um inquérito a 31 inquiridos, incluindo 23 pacientes, 03 enfermeiros doentes e 05 idosos. Esta abordagem conduziu à formulação de três hipóteses específicas que foram testadas no terreno utilizando a teoria das representações sociais (Moscovici 1961) através do conceito de "núcleo central" e a teoria do cinema de observação através de uma "câmara participante" que filma as interacções. Quanto ao quadro metodológico, a investigação baseia-se nas seguintes etapas: uma revisão sumária da literatura existente sobre a antropologia da saúde e a medicina tradicional, e a elaboração de instrumentos de inquérito. Para a recolha de dados empíricos foram utilizadas entrevistas semi-estruturadas e observações directas e participantes, tendo em conta a especificidade da área de estudo, a operacionalidade dos instrumentos metodológicos, a população em estudo e os procedimentos de análise. Os resultados e análises mostram que: os doentes encontram soluções para os seus problemas de saúde, os motivos das consultas diferem de doente para doente, a análise das fracturas através de um clique de radiografia de imagem médica melhora as práticas de tratamento das fracturas. Este estudo poderá servir de base para as decisões dos organismos responsáveis pela saúde.

Palavras chave : aldeia terapêutica, cuidados, fracturas, cliché.

INTRODUÇÃO GERAL

I.1 ANTECEDENTES

Nas nossas diferentes comunidades, temos conhecimentos, competências e saberes que se estão a perder por falta de conservação e transmissão geracional, e que estão condenados a desaparecer. É o caso da prática do tratamento das fracturas. Embora baseada em conhecimentos ancestrais, a medicina tradicional mantém-se até aos dias de hoje entre os curandeiros, unicamente através da transmissão oral dos conhecimentos e da prática da arte médica. Para os africanos, o conceito original de natureza inclui o mundo material, o ambiente sociológico, tanto vivo como morto, bem como as forças metafísicas do universo. Esta noção (medicina tradicional) é fundamental para compreender a medicina tradicional africana, que reflecte, em todas as suas formas, um modo de vida, um modo de pensar ou uma cultura, de acordo com a faceta da civilização africana. Trazer esta medicina de novo para a ribalta, transferindo-a da fase oral, onde está atualmente confinada, para a fase escrita e visual, ajudará a revalorizar a identidade do homem africano no seu próprio ser: a sua personalidade específica e a sua cultura original. GANDO, (2006). A Organização Mundial de Saúde (OMS) refere-se à medicina tradicional como: "o *conjunto de conhecimentos práticos, explicáveis ou não, para diagnosticar, prevenir ou eliminar desequilíbrios físicos, mentais e sociais, baseados exclusivamente na experiência e na observação transmitidas de geração em geração ou por escrito*" (1976). Na conferência internacional de Alma-Alta, na URSS, organizada pela OMS de 6 a 12 de setembro de 1978, a OMS reconheceu que a medicina tradicional constitui uma das componentes integrantes da saúde pública dos Estados. Isto abriu a necessidade de atribuir à medicina tradicional um papel nos sistemas nacionais de saúde, o que foi reconhecido e aceite pela grande maioria dos Estados africanos.

Apesar de todas estas medidas tomadas pelas estruturas de organização e de orientação das políticas de saúde pública, alguns países africanos continuam a não conseguir criar um quadro adequado de organização e de orientação dos cuidados. É o caso do tratamento das doenças ósseas nos Camarões, razão pela qual, quando me pediram para escolher um tema de investigação, optei por trabalhar sobre a medicina tradicional, nomeadamente a utilizada para tratar os doentes que sofrem de fracturas (entorses, luxações, luxações, fracturas, etc.). Este tema: A "aldeia terapêutica" de ZE KANE Samuel: práticas de tratamento das fracturas em Niete. Os cuidados tradicionais das fracturas ocupam um lugar importante ao lado da biomedicina em África, e no nosso país em particular. Enraizados no universo sócio-cultural e profundamente enraizados nos hábitos da nossa sociedade, permitem tratar as vítimas destes traumas.

Esta medicina, que tem um papel a desempenhar ao lado da biomedicina, deve ter a orientação e o enquadramento estratégico necessários para a sua promoção efectiva e integração no sistema nacional de saúde. O presente trabalho sobre a "aldeia terapêutica" de ZE KANE Samuel: práticas de cuidados às fracturas em Niete insere-se numa abordagem de investigação em antropologia social e cultural, ou antropologia da saúde, cujo objetivo é compreender, questionar e analisar as lógicas de percepções, representações e interacções que orientam os doentes para o saber-fazer endógeno das práticas tradicionais de cuidados terapêuticos no tratamento de doentes que sofrem de traumatismos físicos, nomeadamente doenças ósseas.

I.1.2 O PROBLEMA

Os Camarões estão classificados como país de rendimento médio desde 2014, com um PIB de

32,05 mil milhões de dólares, o que corresponde a um rendimento anual de 1.445 dólares per capita. No entanto, 40% da sua população ainda vive abaixo do limiar de pobreza, definido como um rendimento anual de 269 443 FCFA, ou 539 USD/adulto. O Índice de Desenvolvimento Humano (IDH) dos Camarões é baixo, estando o país classificado em 153.º lugar entre 188 países avaliados em 2014. O Índice de Desenvolvimento Humano Ajustado à Desigualdade (IHDI) subiu de 0,330 em 2013 para 0,344 em 2015, reflectindo um aumento das desigualdades nos padrões de vida no país (PNDS: xv). A situação epidemiológica atual é marcada por um predomínio das doenças transmissíveis (Covid-19, VIH/SIDA, malária, tuberculose, etc.) e um aumento significativo das doenças não transmissíveis, nomeadamente as doenças cardiovasculares, os cancros, as doenças mentais e os acidentes de viação. Normalmente, a investigação sobre a doença identifica os critérios segundo os quais os doentes escolhem um determinado sistema de cuidados, em função da natureza da doença, da "acessibilidade" ou do custo dos cuidados e da medicação, da acessibilidade geográfica das estruturas de cuidados, da etnia, do estatuto social, da adesão à ordem social dita moderna ou antiga, das crenças religiosas, em suma, da orientação das suas estruturas mentais e da sua filosofia de vida. EDJENGUELE (2009). Do mesmo modo, os estudos sobre o pluralismo médico em África tendem a centrar-se em critérios relacionados com a eficácia e a acessibilidade dos remédios terapêuticos disponíveis, com a ideia da prevalência do sistema convencional em segundo plano, como parte de uma interface entre a medicina africana e a biomedicina. Não é raro que alguns destes estudos evoquem a complementaridade dos dois tipos de medicina, ou a desejada revolução da medicina tradicional para a medicina moderna, que é vista como o exemplo a seguir. O nosso estudo incide sobre a "aldeia terapêutica" de ZE KANE Samuel: as práticas de tratamento das fracturas em Niete. Apesar das numerosas complicações observadas nas práticas tradicionais de tratamento das fracturas, o nosso objetivo é saber como os curandeiros tradicionais e as suas práticas conseguem tratar as fracturas. Isto levanta questões sobre a contribuição da medicina tradicional para o tratamento de fracturas e sobre a razão para encaminhar os pacientes para um determinado sistema de saúde, particularmente na "aldeia terapêutica" de ZE Kane.

I.1.3. O PROBLEMA

A prática do tratamento das fracturas e dos doentes que sofrem de traumatismos físicos ocupa um lugar importante ao lado da medicina tradicional no nosso país. Enraizadas no universo sociocultural e profundamente enraizadas nos hábitos da nossa sociedade, ajudam a aliviar as vítimas destas doenças e traumas. Apesar da proeza das práticas de tratamento dos doentes dos traditherapeutes, estes e as suas práticas continuam a ser estigmatizados. Não existe um verdadeiro enquadramento jurídico para a expressão das práticas de cuidados. Enquanto jovem investigador e etnocinematógrafo, o nosso objetivo é descobrir o que se passa em termos de prática de cuidados, perceção, representação e interação nesta aldeia terapêutica, que se distingue do hospital moderno. Utilizando uma abordagem cinematográfica etnográfica, explorarei quem utiliza a aldeia, como são tratados os doentes com fracturas e tentarei analisar o que está na base da escolha dos doentes por uma aldeia terapêutica em caso de fratura. Para tornar a questão dos cuidados às fracturas numa aldeia terapêutica mais compreensível, optei por contar a história destas práticas de cuidados através de um documentário etnográfico, porque o filme mostra-nos o processo de cuidados ao doente utilizando a abordagem da "câmara participante" de Jean Rouch, filmando e filmando em interação, o que nos permite apreender as actividades envolvidas nos cuidados ao doente. Do mesmo modo, para uma análise aprofundada da questão, basear-me-ei na teoria das representações sociais de Moscovici para tentar compreender as representações que os doentes têm das práticas tradicionais em geral e dos cuidados às fracturas em particular na aldeia terapêutica de ZE Kane. Para levar a cabo esta investigação, a questão é: que ferramentas são necessárias para descrever, analisar e compreender as práticas de tratamento de fracturas numa "aldeia terapêutica"? Quais são as razões pelas quais os pacientes de uma "aldeia terapêutica" recorrem a um determinado sistema de saúde? Perante estas fracturas, quais são as actividades de cuidados aos doentes que permitem descrever, analisar e compreender as práticas de cuidados e de recurso dos doentes numa "aldeia terapêutica", e como é que as políticas de saúde pública enquadram a expressão jurídica das aldeias terapêuticas? Que métodos e ferramentas podem ser utilizados para interpretar as práticas de tratamento das doenças ósseas? E quais são as práticas utilizadas pelos terapeutas tradicionais que nos permitem compreender a lógica de encaminhamento dos doentes para as "aldeias terapêuticas"? Estas são apenas algumas das questões a que procuraremos responder no decurso do nosso trabalho.

I.2.1. História da disciplina

A história do nosso tema de investigação começa na sala de aula. Em março de 2020, durante o nosso curso de Protocolo Cinematográfico com a Dra. Mbetoumou Marceline, professora da FALSH/UN, foi-nos pedido que propuséssemos um tema de investigação para as nossas dissertações de Mestrado 2. Apaixonado pelos movimentos artísticos do corpo e pelo ritmo que acompanha esses movimentos, e recordando a dança de iniciação "Mbaya" dos Pygmees de Adjap-Yesssok no Arrondissement de Niete, propus um tema que me pareceu pertinente: A dança de iniciação Mbaya entre os pigmeus de Adjap-Yessok no bairro de Niete". Tinha um desejo ardente de observar, captar, compreender e analisar o simbolismo desta dança entre este povo. Mas, dada a irregularidade deste evento prestigioso entre este povo, tive dificuldade em estar no terreno durante o período em que a administração da universidade permite que os estudantes realizem o seu trabalho de investigação de mestrado. Mesmo que fosse necessário mobilizar os actores para realizar o trabalho, como foi o caso de "*L'mitiation a la danse des possedes*" de Jean-Rouch, não haveria tempo suficiente. Por isso, pediram-me para pensar noutro tema. É o caso da oportunidade que faz o ladrão, a crise sanitária que está a despertar todas as componentes da saúde no mundo, seja a biomedicina, a medicina tradicional africana, a medicina erudita (chinesa, indiana, americana...) para enfrentar a pandemia de coronavírus que está a varrer o mundo. Em março de 2020, mês em que foram notificados os primeiros casos desta pandemia nos Camarões, todos os profissionais de saúde dos Camarões começaram a propor soluções. O apelo foi feito às farmacopeias tradicionais, aos médicos tradicionais, aos naturopatas, aos fitoterapeutas, às "receitas da avó", enfim, a qualquer receita que pudesse limitar a propagação do coronavírus. A OMS já tinha declarado que a medicina tradicional e a biomedicina deveriam trabalhar em conjunto, o que daria mais visibilidade à medicina tradicional. Iniciativas nesse sentido conduziram a encontros ao mais alto nível do governo entre deputados e promotores da medicina tradicional, os tradioterapeutas, em 25 de junho de 2020, numa "sessão plenária especial na Assembleia Nacional sobre a medicina tradicional, que é uma oportunidade para o bem-estar dos Camarões". A Assembleia Nacional retomou, assim, esta preocupação ditada pela atualidade, a medicina tradicional, as suas proezas e os seus trunfos. Estimular o debate sobre um domínio frequentemente equiparado ao charlatanismo. Esclarecer as práticas, os conhecimentos e as competências que os não iniciados confundem com a feitiçaria. Sem serem necessariamente especialistas na matéria, os deputados aperceberam-se "dos limites da

medicina moderna no tratamento da Covid-19". É nesta mesma linha que Azize. Mbohou no Cameroun Tribune N°12123/8322-45e annee du 26/06/2020 (pp 6-7): *Une synergie pour developpement et la valorisation de la medecine traditionnelle. Sessão plenária especial na Assembleia Nacional em Yaounde, em 25 de junho de 2020".* Declarado:
"A sua abordagem visa, portanto, construir e, sobretudo, mobilizar energias para apoiar este sector promissor. Isto vai ao encontro do apelo feito pelo Presidente Paul Biya, que previu esforços e iniciativas com o objetivo de desenvolver um tratamento endógeno. Além disso, os deputados querem melhorar e valorizar a medicina tradicional, com o objetivo de a tornar um complemento eficaz dos serviços de saúde oferecidos. Os eleitos do povo recordam que as cascas, as decocções e outras "receitas da avó" são uma herança das nossas sociedades. Para eles, não se trata de rejeitar a medicina moderna ou de a substituir, mas sim de a tornar complementar. A conferência de Yaoundé é, por conseguinte, uma oportunidade para dar a conhecer os progressos e os resultados convincentes obtidos pela medicina tradicional. O objetivo é também avaliar o contributo dos investigadores camaroneses e da farmacopeia local.

Estas iniciativas multiplicaram-se, como foi o caso da reunião entre o Ministro da Saúde, Dr. MANAOUDA MALACHIE, e os curandeiros tradicionais, realizada a 15 de julho de 2020 em Yaoundé, no final da qual Monsenhor Samuel KLEDA, Arcebispo Metropolitano de Douala e herborista, declarou ter tratado mais de 8.000 pacientes que sofriam de Covid-19 utilizando plantas medicinais. Esta crise sanitária põe em causa o monopólio da medicina moderna nas políticas de saúde pública em todo o mundo, em África e particularmente nos Camarões, e a marginalização dos conhecimentos endógenos e das práticas médicas tradicionais. E, porque foi posto de lado, fui à procura de documentação para trabalhos sobre a questão da medicina tradicional. A medicina tradicional trata das doenças endémicas, das pandemias, dos traumatismos, etc. Existe uma boa bibliografia sobre a medicina tradicional e as doenças que trata.

Mas quero explorar o campo das doenças ósseas nos cuidados tradicionais porque há pouco trabalho nesta área. Lembrei-me que, na aldeia da minha mãe, o avô ZE Kane Samuel é um médico tradicional que trata os doentes que sofrem de traumatismos físicos, nomeadamente doenças ósseas (entorses, luxações, deslocações, fracturas, etc.) na sua "aldeia terapêutica". Este facto deu-me a oportunidade de reorientar as minhas reflexões sobre o tema: "A "aldeia terapêutica" de ZE KANE Samuel: práticas de tratamento das doenças ósseas em Niete". Depois de ter formulado o tema, um acontecimento infeliz antecipou a minha pré-investigação. De facto, antes de ter apresentado a minha candidatura à seleção para o Mestrado 2, na FALSH/UN em 16 de outubro de 2020. Um mês antes, tinha sido informado de que a minha mãe tinha sofrido uma queda acidental e escapado com um traumatismo na coxa direita. Dirigiu-se ao centro médico do distrito de Adjap-Yessok, na aldeia, onde recebeu os primeiros socorros durante cinco dias, de 14 a 19 de setembro de 2020. Como as dores persistiam e o pé inchava, dirigiu-se ao hospital distrital de Kribi para um diagnóstico mais adequado. O diagnóstico revelou uma fratura da coxa (fémur) e um traumatismo do joelho, que obrigou a uma intervenção cirúrgica. Os médicos estimaram o custo da operação em seiscentos mil francos (600.000fcfa), sem contar com os medicamentos e a hospitalização. A vítima passou duas semanas no hospital. Tendo em conta o custo da operação e os meios de que dispunha, e depois de muita reflexão, foi tomada a decisão de recorrer a um tratamento tradicional em casa do avô ZE KANE Samuel. Chegou à "aldeia terapêutica" de ZE KANE Samuel a 03 de outubro de 2020. É de salientar que, antes de tudo isto, eu já tinha passado cinco anos sem visitar os meus pais. Este acontecimento infeliz deu-me a oportunidade de ir para o terreno por duas razões: em primeiro lugar, visitar os meus pais para ter uma ideia clara da saúde da minha mãe e, em segundo lugar, para conhecer os meus informadores em relação ao meu tema de investigação.

I.2.2. Motivações

As motivações subjacentes a este trabalho de investigação são simultaneamente pessoais e científicas.

I.2.2.1 Motivações pessoais

Duas motivações pessoais levaram-me a realizar este trabalho de investigação. De facto, desde criança, vi o avô ZE KANE Samuel tratar e tratar um bom número de pacientes vítimas de traumatismos, nomeadamente entorses, luxações e fracturas ósseas, e a notícia da queda acidental da minha mãe e a sua decisão de recorrer ao tratamento tradicional na "aldeia terapêutica" de ZE KANE Samuel em Nko'olong foram dois grandes estímulos que me levaram a escolher este tema de investigação. A partir das polémicas em torno dos cuidados tradicionais das fracturas ósseas em termos de qualidade dos cuidados prestados aos pacientes, das práticas, dos métodos de cuidados e das complicações daí resultantes, tive um grande desejo de ir observar as práticas de cuidados das fracturas, Queria analisar e compreender as razões pelas quais os pacientes são encaminhados para as "aldeias terapêuticas" quando sofrem uma fratura óssea, baseando-me nomeadamente no trabalho realizado pelo avô ZE Kane Samuel e o seu filho em Nko'olong, no distrito de Niete. Gostaria, portanto, de explorar este campo da medicina tradicional, que se ocupa do tratamento tradicional das fracturas no tratamento dos pacientes vítimas de traumatismos tradicionais, porque há poucos trabalhos sobre esta área de investigação na antropologia da saúde.

I.2.2.2. Motivação científica

Em Antropologia, a nossa investigação visa compreender, questionar e analisar as lógicas de perceção e de representação da medicina tradicional que encaminham os doentes que sofrem de doenças ósseas para as "aldeias terapêuticas" e mostrar como os conhecimentos da medicina moderna se combinam com os conhecimentos tradicionais, nomeadamente a utilização da imagem radiográfica no tratamento tradicional de uma fratura para tornar a prática dos cuidados eficaz e eficiente - o trabalho realizado pelo avô ZE Kane e pelo seu filho MONAYONG Martin. Por esta razão, na antropologia visual, pareceu-nos oportuno realizar um filme sobre as práticas de tratamento das doenças dos ossos, em particular das fracturas ósseas.

I.3 Conceitos de funcionamento :

A Aldeia Terapêutica: segundo GANDO (2006: 9), *"é um centro terapêutico com alojamento de longa duração"*. Para nós, trata-se de uma instituição médica tradicional que oferece cuidados terapêuticos com instalações de alojamento para os pacientes e o pessoal de enfermagem durante todo o período de tratamento do paciente. É o caso da *"clínica de tratamento de* fracturas" ou "nda mvou'ou" gerida por ZE KANE Samuel em Nko'olong, no Arrondissement de Niete, que oferece cuidados terapêuticos às vítimas de traumatismos desde a sua entrada na clínica até à sua recuperação. Nesta perspetiva, o cuidado é um ato terapêutico que visa a saúde de uma pessoa e do seu corpo.

Práticas de cuidados: Gando (2006:5) afirma que: *"os fundamentos conceptuais dos cuidados tradicionais baseados no conhecimento ancestral, a medicina tradicional perpetuou-se até hoje entre os curandeiros, unicamente através da transmissão oral do* *conhecimento e da prática da arte médica*". A prática dos cuidados tradicionais é, portanto, uma forma de cuidar dos doentes numa perspetiva tradicional. Para os africanos, o conceito original de natureza inclui o mundo material, o ambiente sociológico, tanto vivo como morto, e as forças metafísicas do universo.

Fracturas: As principais funções do tecido ósseo são três: um tecido de suporte (permite ficar de pé e locomover-se. Zona de produção de células hematopoiéticas (esterno e crista ilíaca). Manutenção do equilíbrio fosfocálcico. Uma fratura é uma rutura da continuidade de um osso. Pode tratar-se de uma fissura, de uma fratura aberta ou de uma fratura fechada. As fracturas têm características muito diferentes e evoluem de forma muito diferente consoante a sua localização no esqueleto (ossos chatos, ossos longos, ossos curtos) e a sua localização no próprio osso (diáfise, metáfise ou epífise). A Wikipédia define uma fratura como uma rutura parcial ou total de um osso. Nos casos mais graves, o osso pode partir-se em vários pedaços.

II. REVISÃO DA LITERATURA E FILMOGRAFIA
II. 1 A revisão da literatura

Vários artigos, livros e teses contribuíram para esta investigação. Trata-se, na sua maioria, de documentos que fornecem orientações científicas e abordam determinados aspectos do nosso tema. Esta pesquisa documental ou revisão da literatura é um método essencial de verificação e recolha de dados. Tem também como objetivo o acesso a fontes orais, escritas e não escritas pertinentes.

De acordo com P. N'da (2006), citado por Tchoumi Tchouli Elisabethe, (2020:8) *"a revisão da literatura consiste numa revisão dos escritos. Uma revisão é uma avaliação crítica do que foi produzido no domínio de investigação em causa"*.

No seu artigo "Anthropologie de la sante" (Antropologia da saúde), Olivier de Sardan (2006) apresenta um estudo de dois grandes domínios de investigação da antropologia da saúde: as representações e práticas populares, por um lado, e o sistema de saúde moderno, por outro. Para ele, a antropologia estuda a doença e a saúde do ponto de vista dos conceitos e concepções, da procura de cuidados por parte das populações e das respostas dadas pelos diferentes actores especializados fora do sistema de saúde biomédico moderno. Olivier de Sardan considera que a etnociência tornou possível a "classificação indígena" das doenças. No entanto, os dados sobre este assunto foram, na maior parte das vezes, recolhidos junto de especialistas populares e não de utilizadores comuns. Por conseguinte, as práticas não especializadas e as representações populares comuns foram menos estudadas, apesar do facto de estas práticas representarem uma grande parte dos procedimentos de saúde. São também estas representações populares comuns que servem geralmente de base cognitiva ou teórica aos curandeiros locais e que permitem compreender melhor os itinerários terapêuticos adaptados. Estes últimos não devem, portanto, ser vistos apenas do ponto de vista da "tradição" ou do património cultural (embora seja geralmente isso que os médicos e os meios de comunicação social pedem aos antropólogos). Mas também do ponto de vista da adaptação, da mudança e da modernidade da bricolage. No entanto, Olivier de Sardan sublinha que, para estudar o sistema de saúde moderno, o investigador deve analisar o seu funcionamento interno (organização dos cuidados, estrutura profissional), bem como o seu funcionamento externo (relações com os doentes e os utentes, e as práticas que utilizam). Este é o domínio dos estudos sociológicos qualitativos americanos (com uma orientação interaccionista). Este artigo permite-nos agora canalizar as nossas perspectivas e campos de investigação em antropologia médica.

No seu artigo *"la maladie, un objet pour l'anthropologie sociale"*. Fainzang (2000) analisa um certo número de pontos que permitem atualmente à antropologia médica fornecer canais de investigação no domínio médico, especificando o que a investigação em antropologia médica pode focar. Entre outras coisas: o nascimento da antropologia médica. Para compreender os novos saberes constituídos pela antropologia médica, é necessário ultrapassar o equívoco que consiste em considerar esta disciplina como um ramo das ciências médicas que centraria a sua atenção nas concepções culturais do mal, com o objetivo de ajudar os profissionais de saúde na sua tarefa. A este respeito, Fainzang estabelece uma distinção clara entre a "antropologia médica" (um domínio ambíguo, uma vez que não é claro se se trata de um ramo da antropologia ou de um ramo da medicina) e a "antropologia da doença" (formulação de Marc Auge, para realçar as implicações teóricas destes dois títulos e os seus objectivos respectivos. Este artigo fornece aos investigadores antropológicos pistas de orientação para a sua investigação no domínio médico. Explica em que é que a investigação em antropologia médica se pode centrar.

Do mesmo modo, no seu artigo *"Anthropologie medicale dans les societes occidentales" (Antropologia médica nas sociedades ocidentais),* Fainzang (1999) associa a investigação em antropologia médica a outros domínios da antropologia sem, no entanto, prescindir do objeto da antropologia. No fundo, o estudo da antropologia médica nas sociedades ocidentais permite examinar o campo da doença e da medicina com outras categorias que não as da medicina, ou seja, com categorias verdadeiramente antropológicas, uma vez que a instituição médica ocidental é um objeto de estudo antropológico. A investigação antropológica estabeleceu que existe uma ligação estreita entre as representações que os indivíduos formam da doença e o comportamento terapêutico em referência a uma lógica médica que já não é aplicável. Tudo isto existe através da perceção que o indivíduo tem da doença e dos comportamentos que adopta. O trabalho de Fainzang sobre este tema permite agora aos novos investigadores da antropologia médica abrirem-se a novas questões, a problemas que antes eram considerados como problemas de outros lugares. Este trabalho permitiu-me estudar a prestação de cuidados na aldeia "terapêutica", observar os cuidados terapêuticos oferecidos por ZE KANE Samuel na sua instituição médica tradicional, bem como as percepções e representações dos pacientes que utilizam esta estrutura.

No seu artigo, Abondo. Ngono.R. Et All, 2015 " Cartographie des acteurs de la medecine traditionnelle au Cameroun : cas de la region du centre " in Ethnopharmacologie N°55. O trabalho realizado por estes investigadores é muito importante no contexto da promoção e valorização da medicina tradicional nos Camarões em geral e na região Centro em particular. O objetivo era identificar os praticantes de medicina tradicional e fazer o seu levantamento nos dez departamentos da região. Os dados recolhidos permitiram não só a identificação dos actores, mas também a identificação de uma média de cinco doenças tratadas por estes actores da medicina tradicional. Este trabalho permitiu também determinar os factores que contribuem para a manutenção da medicina tradicional nos Estados africanos, nomeadamente: a conferência de Alma-Alta em 1978, que consagrou a estratégia dos cuidados de saúde primários, cujo sucesso depende essencialmente da participação da população local.

De facto, a saúde das populações é um processo endógeno de desenvolvimento e, por isso, exige a mobilização das competências e dos conhecimentos disponíveis (médicos tradicionais). Depois, a declaração da década para o desenvolvimento da medicina tradicional (2001-2010) pelos Chefes de Estado da União Africana; esta iniciativa foi apoiada pelo quadro de desenvolvimento e institucionalização desta medicina na Estratégia Regional OMS/AFRO para a Medicina Tradicional, 2002-2005. Por fim, as insuficiências da medicina moderna, a falta de acesso aos medicamentos essenciais (OMS) e o baixo poder de compra das nossas populações estão também na origem da atual apetência pela medicina tradicional. No entanto, existe uma vasta corrente de opinião nos países desenvolvidos que, apesar do progresso e da sofisticação tecnológica da medicina alopática moderna, é favorável à promoção de abordagens terapêuticas alternativas, como a medicina tradicional. Esta tendência parece ter-se inspirado nas práticas da China e da Índia, entre outras. Como resultado deste trabalho, é agora possível identificar claramente os praticantes tradicionais, as suas origens étnicas, por género, se são indígenas ou não indígenas do local de estudo, e as diferentes doenças que tratam. Esta cartografia permitirá aos pacientes orientarem-se em função da doença que enfrentam.

No seu artigo *"Ethnomedicine et anthropologie medicale: bilan et perspective"*, Walter (1982) admite que a etnomedicina é um ramo da antropologia médica. Depois de fazer um balanço da investigação publicada em etnomedicina, o artigo mostra que a disciplina ocupou sucessivamente várias posições consoante o interesse teórico ou prático que lhe foi reconhecido. Para além dos problemas de definição que são evocados, e seguindo uma evolução teórica que é reconstituída, a etnomedicina propõe-se hoje analisar o conhecimento médico, adoptando uma abordagem global ou estudando as formas como é produzido, transmitido, difundido e utilizado; o significado da doença, abordando o aspeto etiológico, e estudando os diferentes discursos produzidos, no tempo e no espaço, sobre o corpo humano, sobre a saúde e a doença, sobre o nascimento e a morte; os estudos terapêuticos, que descrevem as curas, apresentam as fontes terapêuticas de uma sociedade ou reflectem sobre a eficácia de um sistema terapêutico; e os terapeutas, que são estudados do ponto de vista da sua formação, da sua iniciação, da relação médico-doente e da função social do terapeuta. O livro aborda igualmente as abordagens de investigação em antropologia médica. A etnomedicina é considerada como uma subdivisão da antropologia médica, uma tipologia que divide o domínio em três categorias principais: etnomedicina, epidemiologia e saúde pública. Foi reservado um lugar especial à etnomedicina, o que permite aplicar à antropologia médica o princípio de divisão Emic/Etic.

A abordagem "EMIC" consiste em analisar o campo semântico de certos termos para evidenciar o modo como os próprios indígenas pensam e compreendem certos domínios. A abordagem "ETIC" analisa a distribuição das categorias culturais no espaço e no tempo. Em relação a estes princípios, FABREGA (1977) distingue duas linhas de investigação em antropologia médica, consoante a doença seja vista. Ou como uma categoria cultural (é a abordagem Emic), caso em que se fala de "illness" em inglês e de "maladie" em francês. Ou como categoria biológica (é a abordagem Etic), caso em que se fala de "disease" em inglês e de "affection" em francês. A primeira corresponde à etnomedicina e a segunda à epidemiologia e à ecologia. No meu trabalho, a obra de WALTER permite-me compreender como os indivíduos percepcionam a doença, analisando o sentido da perceção da doença consoante a doença é percepcionada pelo indivíduo.

Na sua tese Tratamento Tradicional em Traumatologia Ortopédica: Aspeto Médico, Loubna BASSI (2007) examina as práticas médicas dos "Jebbars" em certas províncias de Marrocos. Para fazer face a esta prática médica "ilegal", que põe em perigo a saúde dos cidadãos, propõe uma estratégia multifacetada para melhorar o acesso aos cuidados de traumatologia ortopédica: melhorar as infra-estruturas rodoviárias, aumentar o número de unidades de saúde e melhorar a sua gestão, aumentar o número de especialistas em traumatologia ortopédica para tentar colmatar a falta desta especialidade em várias províncias marroquinas, melhorar as condições de acolhimento hospitalar e reduzir os tempos de espera dos doentes, melhorar o sistema de segurança social para cobrir os cuidados de toda a população ou, pelo menos, da sua grande maioria. Enquanto se aguarda uma alternativa à medicina tradicional, e para dar tempo a eventuais melhorias e renovações das instalações de saúde nos sectores público, semi-público e privado, propõe a adoção de soluções como: a formação de médicos de clínica geral em ortopedia; estes médicos de clínica geral, com os seus conhecimentos, podem detetar complicações, tratar ortopedicamente e encaminhar os pacientes que necessitam de aconselhamento especializado, reduzindo assim a carga sobre os centros especializados e melhorando o acesso aos cuidados. Sensibilizar os "Jebbars" para os riscos de complicações e para as acções judiciais que podem surgir. De tudo o que foi dito, conclui-se que os estudos de antropologia médica demoraram a centrar-se nas representações, nas instituições hospitalares e nas relações médico-doente, e que poucos estudos foram efectuados sobre as práticas médicas tradicionais. Dado que a investigação em antropologia da saúde se interessa atualmente pela ligação entre as necessidades da população e as respostas em termos de saúde e de cuidados, é por isso que, no âmbito deste trabalho, vamos debruçar-nos sobre as novas práticas dos médicos tradicionais no tratamento das doenças dos ossos, nomeadamente a associação dos dois medicamentos.

11.2. Filmografia

Numa abordagem visual, é necessário ver filmes que tenham uma ligação com a investigação que se pretende levar a cabo. Nesta investigação, vários filmes contribuíram para a implementação metodológica e o enquadramento narrativo do meu filme. Entre eles, "BABY BOOM", um filme de realidade transmitido nos canais Canal +. A história passa-se entre famílias e um hospital que cuida de novos casais durante os períodos de gravidez e parto. Este filme deu-me a oportunidade de fazer uma escolha técnica em termos de expressão de emoções: os diferentes planos e movimentos de câmara permitem que os espectadores sintam emoções fortes durante o processo de parto da mulher.

No seu filme "Initiation a la danse des possedees" (Iniciação à dança dos possuídos), Jean Rouch define claramente o enquadramento narrativo: podemos identificar os planos de situação, uma introdução claramente apresentada, o corpo do filme que apresenta as diferentes actividades, imagens de transição relevantes que permitem organizar as diferentes sequências do filme e uma conclusão - tudo isto ajuda a contar a história das actividades de iniciação.

Foi então através destes filmes que fiz as escolhas narrativas em Ekpwele dokita Bi-vese "A incisão do médico dos ossos" para dar conta das práticas de tratamento de fracturas na aldeia terapêutica de ZE Kane.

III. A questão principal

Como são tratados os doentes numa aldeia terapêutica

III.1. Perguntas específicas.

1) O que caracteriza as categorias socioprofissionais que utilizam a aldeia terapêutica ZE Kane?

2) Como é que a orientação e a escolha da medicina tradicional no tratamento das fracturas ajudam a compreender o recurso dos doentes às aldeias terapêuticas?

3) Como é que os doentes são tratados ou como é que são prestados os cuidados aos doentes traumatizados numa aldeia terapêutica?

III.2 A hipótese principal

Existem razões económicas, sociais, místicas e simbólicas para a utilização desta estrutura especial de saúde tradicional para reparar fracturas.

111.3. Hipóteses específicas

1. A aldeia terapêutica de ZE Kane é utilizada por razões económicas (o custo do tratamento de um paciente varia entre 20.000 e 50.000).
2. Razões sociais determinam a escolha da aldeia terapêutica (hospitalização gratuita, solidariedade entre doentes, etc.).
3. As razões místicas conduzem os doentes às aldeias terapêuticas (a fratura não se perde como um simples facto do acidente, mas como um facto provocado pelo inimigo).

111.4. Objetivo principal

O principal objetivo desta investigação é captar, através de uma abordagem fílmica, o processo de tratamento de um paciente vítima de traumatismo ósseo numa aldeia terapêutica.

III. 4.1. Objectivos específicos

Especificamente, iremos :

a) Utilizar as imagens para descrever o processo de preparação dos remédios, a realização do objeto de imobilização, o tratamento (massagem, escarificação, blindagem) e as interacções (cuidador/sofredor, doente/paciente, doente/população).

b) Interpretar as actividades dos objectos utilizados pelos terapeutas para cuidar dos pacientes numa aldeia terapêutica.

c) Analisar as actividades de cuidados numa aldeia terapêutica em relação à biomedicina Interpretar e compreender a lógica de encaminhamento dos doentes para as aldeias terapêuticas.

III.5. OS BENEFÍCIOS DA INVESTIGAÇÃO

O trabalho que pretendemos realizar é uma investigação fundamental no domínio da antropologia social e cultural, especificamente no domínio da antropologia da saúde. No final deste trabalho podem ser determinados dois interesses, nomeadamente o interesse científico e o interesse aplicado.

III.5.1. O interesse fundamental

Esta investigação permitirá à antropologia da saúde conhecer os saberes, os métodos e as práticas endógenas de tratamento das doenças ósseas em particular (fracturas, entorses, luxações, etc.). Como afirma Fainzang (2000:11):

"A análise dos problemas relacionados com a saúde e a doença numa perspetiva antropológica pode contribuir para enriquecer a investigação médica".

III.5.2. Vantagens práticas

O interesse aplicado permitirá aos organismos responsáveis pela saúde (OMS, Minsante,) MINAC, UNESCO, dispor de uma ferramenta para a tomada de decisões relativas ao tratamento de um determinado tipo de doença, nomeadamente as fracturas ósseas, à conservação das práticas terapêuticas e à promoção dos conhecimentos e saberes endógenos.

III.6.1. A população do estudo

No nosso estudo, a população de estudo é constituída pelo pessoal de enfermagem da "aldeia terapêutica", pelos doentes, pelo pessoal de enfermagem e pelos homens e mulheres da aldeia que conhecem a história desta aldeia terapêutica, bem como pelo pessoal de enfermagem do Centro Médico Distrital de Adjap.

III.6.1.2. Aspectos cinematográficos

Mais especificamente, os actores do nosso filme serão escolhidos entre os pacientes que vêm a esta "aldeia terapêutica" para tratamento de fracturas e os médicos tradicionais.

IV. METODOLOGIA

A metodologia da nossa investigação consiste em apresentar as etapas necessárias que contribuíram para a obtenção de resultados em benefício da nossa investigação. Para começar, utilizaremos os métodos da antropologia clássica, em particular o método qualitativo através de observações e entrevistas. A partir daí, passaremos ao método da antropologia visual, que é a utilização da ferramenta audiovisual "a câmara". A câmara anuncia a produção de um filme etnográfico e o principal objetivo deste filme é mostrar com acções o que não pode ser explicado com palavras, ou seja, o não-verbal, ou ainda mais, dar o mais pequeno detalhe de uma ação que é considerada inútil e fútil.

IV.1. A FASE HEURÍSTICA

Nesta parte, vamos falar de investigação exploratória, de investigação documental. De facto, esta fase permitiu-me sair do meu laboratório, onde tinha pensado o tema, e entrar em contacto com o meu campo, para observar o facto em questão tal como ele se apresentava na realidade. Permitiu-me definir melhor o meu objeto de estudo e refletir melhor sobre a minha metodologia de investigação. Investigação documental e investigação fílmica. Trata-se de qualquer abordagem ou atalho utilizado para resolver um problema com o objetivo de produzir soluções num tempo limitado. Nesta secção, falaremos de pré-investigação, pesquisa documental e filmografia.

IV.2 Levantamento exploratório

Também conhecida como investigação exploratória, a pré-investigação é uma fase vital em toda a investigação científica e a antropologia não é exceção. Depois de ordenarmos as nossas questões de investigação, decidimos realizar uma pré-investigação, um atalho que nos permite determinar até onde, como e quanto tempo vamos ficar no terreno. Com a pré-investigação, orientámo-nos sobre o que tínhamos de fazer, o tipo de informação que queríamos obter e como entrar em contacto, se possível, com a população em causa. Na parte visual, vamos fazer estudos de viabilidade sobre a natureza do filme que vamos produzir, ou seja, vamos ter a oportunidade de saber mais sobre as ferramentas necessárias para a gravação, os diferentes planos, movimentos e ângulos a tomar no processo de produção do filme, o ruído, o som e a luz. Explorar o nosso campo de estudo é também uma forma de confirmar se as questões que desenvolvemos no início correspondem ao que se vê no terreno, mas se não for esse o caso, a possibilidade de reformular as nossas questões de investigação é fortemente considerada. Para sermos eficazes, precisamos de observar atentamente, com uma grande dose de reflexividade sobre o que pensamos ser melhor produzir.

IV.3. O início da exploração

No nosso trabalho, começou em 12 de novembro de 2020, quando me desloquei à "aldeia terapêutica" de ZE KANE Samuel. Durante as duas semanas que lá passei, observei o trabalho da ZE KANE no tratamento das doenças ósseas, em particular das fracturas ósseas. Tratava-se também para mim de observar a estrutura que recebe os pacientes, para ver até que ponto posso negociar a realização de um filme etnográfico sobre a prática do tratamento das doenças dos ossos. Parti de Ngaoundere na quinta-feira, 12 de novembro de 2020, onde estava hospedado, às 17h15, para Yaoundé, onde cheguei no dia seguinte às 10h45 através da agência de viagens turísticas. Imediatamente, às 11h15, comprei o meu bilhete para Kribi na agência de viagens La Kribienne. A partida estava prevista para o meio-dia, mas depois de algumas dificuldades devido ao estado dos veículos e à falta de passageiros, e de o pessoal não querer reembolsar o meu dinheiro para que eu pudesse mudar de agência de transportes, foi finalmente às 16 horas que partimos de Yaoundé com um autocarro de 70 lugares que estava meio cheio. Devo referir aqui que a minha última viagem a esta agência de transportes foi em 2015, pelo que tinha muito boas recordações da qualidade do serviço prestado por esta agência, que era o orgulho da linha Kribi-Yaoundé. Mas em 2020 continua a ser uma sombra do que foi.

No autocarro, conheci uma senhora chamada Sabine, minha colega de lugar, que ia pela primeira vez a Kribi para uma curta estadia. Conversámos durante a viagem e eu apresentei-me a ela como estudante de Antropologia Visual na Universidade de Ngaoundere. Falámos sobre o que a antropologia estuda em geral e sobre o objetivo da antropologia visual em particular. Descobri que ela é uma personal de filmes de ação, responsável pelos fatos dos actores. Partilhou comigo a sua experiência em cenários de filmes. O seu papel é decorar o cenário e sugerir aos actores figurinos para os diferentes cenários. A cinquenta quilómetros de Yaoundé, encontrámos um autocarro da agência La Kribienne que tinha avariado. Apanhámos alguns dos passageiros que ainda lá estavam. Disseram-nos que tinham partido às nove da manhã e que a agência não tinha conseguido enviar outro autocarro a cinquenta quilómetros de distância. Depois de estes passageiros terem embarcado, chegámos à estação de BOUM-NYEBELL, onde seis passageiros tinham desembarcado e dois outros tinham partido connosco. Um destes dois passageiros apresentou-se como "bioquímico naturopata", que disse ter estudado na faculdade de biomedicina da Universidade de Dschang; promovia medicamentos à base de casca de árvore da floresta amazónica (produto da medicina erudita americana). O principal produto que promovia era o "Natural Skin", um produto que, segundo ele, combate a fadiga, o envelhecimento das células, a purificação do sangue, etc. Este medicamento apresenta-se sob a forma de comprimidos e custa 80.000 francos CFA por caixa. E como não encontrava compradores para a caixa de comprimidos, vendeu 15 comprimidos a 2000 francos CFA. A posologia consistia em tomar três comprimidos durante cinco dias, renováveis ao fim de dois anos. Vários passageiros foram seduzidos pelo discurso do homem e compraram o medicamento.

Este homem de 42 anos, que gostava de o dizer, e cujo físico o denunciava como estando na casa dos trinta, era eloquente e brilhante nos seus discursos; sabia tudo sobre plantas medicinais e os seus nomes científicos. Sabia manter os passageiros numa disposição tão amigável que quase esquecíamos a dificuldade da nossa viagem. Apresentou também um outro produto, "uma pedra", que disse ter trazido do Ruanda durante as suas muitas viagens. A dosagem deste medicamento consistia em pegar num pedaço desta pedra, colocá-lo numa garrafa de litro e meio de água potável, agitar a garrafa e deixá-la repousar durante 24 horas. A pedra dissolve-se na água e esta muda de cor para um tom amarelado, que deve ser tomado em dois copos em jejum durante três dias para combater (vermelhidão, dores de barriga, estimular o sistema nervoso, combater dores...). Este senhor manteve-nos em alerta durante a viagem, e tudo isto me tranquilizou quanto à proeza da medicina tradicional e à sua eficácia.

IV.4. Encontro com doentes e terapeutas

Depois de uma viagem de 5 horas, chegámos a Kribi às 21 horas. Em Kribi, fui informado do velório de um primo da aldeia que tinha morrido uma semana antes. Assisti ao velório na sexta-feira, 13 de novembro de 2020, das 22h00 às 3h30, altura em que apanhei uma mota para a aldeia de Nko'olong em Niete, uma aldeia situada a 19 quilómetros da cidade de Kribi; O condutor da mota pediu-me 4500f devido ao mau estado da estrada, mas negociei e acabei por pagar 3000f. Cheguei a Nko'olong no sábado às 4h45, onde se encontravam a minha mãe e os outros doentes, e fui recebido por um guarda doente que me encaminhou para o dormitório onde se encontrava a minha mãe e que estava à minha espera; cumprimentei a minha mãe, os outros doentes ainda estavam a dormir e, como todas as camas estavam ocupadas, deitei-me ao lado da minha mãe.

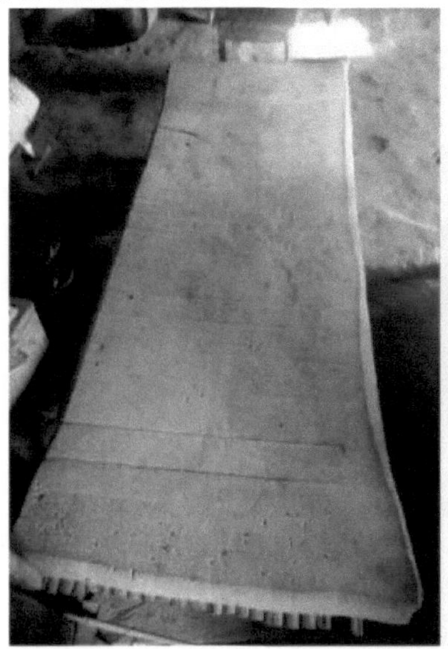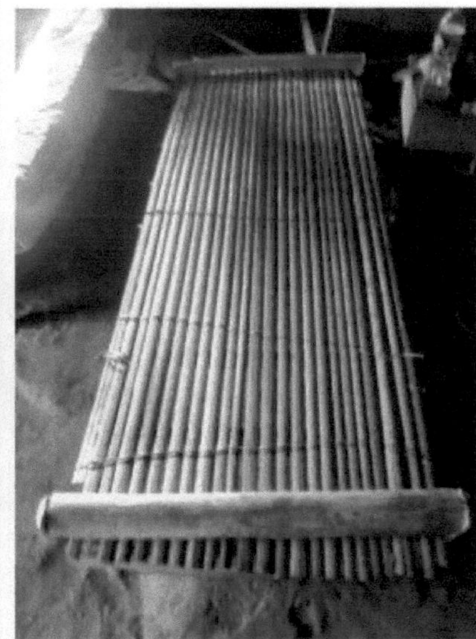

Fonte: Fotografia de *Meric ZONGO em 18/02/2022 na aldeia terapêutica de Nko'olong. O terapeuta fornece camas e colchões aos seus pacientes para que estes não tenham de dormir no chão durante o tratamento.*

Cada doente dispõe de uma cama e de um colchão durante toda a sua estadia na aldeia terapêutica ZE Kane.

No sábado de manhã, 14 de novembro de 2020, assim que acordei, às 6h30, tive esta breve conversa com a minha mãe:

QMZ: *"Olá, mãe*

RZE: *"Obrigado por acordares, como correu a tua viagem?*

QMZ: *"uma viagem muito longa e árdua".*

RZE: *"O que é que te incomodou no caminho?"*

QMZ: *"Chegámos a Yaoundé de manhã, às 10h00, comprei o bilhete em La Kribienne e disseram-me que tínhamos de partir às 12h00, por isso liguei à Michelle para dizer que não podia ir. Mas foi às 16h00 que partimos para Kribi.*

RZE: *"O que estava a incomodar a agência?"*

QMZ: *"os veículos estavam avariados e a falta de passageiros, tentei várias vezes obter o meu dinheiro de volta, mas recusaram".*

RZE: *"Estou a ver, e como é que deixaste o teu irmão?"*

QMZ: *"Ele está a ir bem, começaram bem as aulas, e como está a correr o seu tratamento?*

RZE: *"Está a melhorar um pouco, o pé já não dói tanto como dantes. O meu único grande problema é que estou a fazer tudo no local.*

Uma conversa acalorada com a mãe em 14/11/2020 no dormitório

Ela apresentou-me aos outros doentes e enfermeiros, onde conheci três homens e cinco mulheres, o que me permitiu ver seis doentes e dois enfermeiros. Os doentes eram um polícia com uma fratura do fémur direito, um aluno com uma dupla fratura do fémur esquerdo, duas donas de casa, uma com uma fratura do fémur direito e outra do esquerdo, uma jovem com uma fratura do fémur esquerdo e um jovem com uma fratura da coluna vertebral. Percorro as camas, observo os doentes, cada um sentado na sua cama, faço-lhes perguntas sobre o seu estado de saúde e asseguro-lhes que tudo vai correr bem e que estas coisas acontecem. Somos interrompidos por um vendedor de donuts que entra no dormitório, e os doentes fazem um pequeno negócio, alguns dão 300f, 200f, 250f, 400f; compram os donuts para o rapazinho. Saio do dormitório para ir à sala de estar ter com o avô ZE KANE, carinhosamente chamado "Papa Moh", que se prepara para o Sabbath, porque é um cristão adventista fervoroso, com quem tive uma breve conversa:

Olá "Papa Moh,"

Olá " Petit Moh bonne arrivee

"Obrigado.

RZK "quando é que chegou?"

QMZ "esta manhã às 4h".

RZK " Como foi a vossa viagem?

QMZ "um pouco bem, reparei que a nossa estrada está muito má agora".

RZK "O nosso trongon já está neste estado há alguns meses, como é que deixaste o teu irmão?

QMZ" está a ir bem e os seus estudos também".

Uma conversa com o avô ZE KANE no salão, este sábado, 14/11/2020

IV.5. Início das observações das práticas de cuidados aos doentes

Depois desta breve conversa, deixei-o para dar uma volta pela aldeia, cumprimentando tios, tias, primos... enfim, todas as pessoas que eu conhecia na aldeia, todos queriam saber como eu estava, como é que eu podia ter passado todo este tempo sem dar uma volta pela aldeia? Todos tinham uma pergunta que me intrigava: "Onde está a tua mulher?" e eu respondia com um riso zombeteiro: "Ainda está na Europa". Depois desta visita à aldeia, por volta das 9 horas da manhã, peguei imediatamente no balde e no sabão para me ir lavar ao rio Ngola. Quando regressei, a guarda doente ofereceu-me o menino que tinha reservado para mim. É de notar que todos os sábados, o Sabbath entre os Adventistas, são considerados dias de repouso absoluto, e nenhuma atividade é aceite pelo Avô ZE KANE, nem para ele próprio, nem para os seus doentes ou acompanhantes de doentes. Devido ao cansaço causado pela viagem e pela noite anterior, deitei-me. Acordei às 14 horas e encontrei os meus primos a assistir ao filme na sala de estar. Por volta das 15h45, ouvi o tio Aime (MONAYONG Martin), filho do avô ZE KANE, pedir ao guarda doente para pôr as panelas ao lume. Sem saber o que se passava, corri para a cozinha para ver.

A primeira coisa em que reparei foi que cada doente tinha uma panela debaixo da cama, que os assistentes dos doentes tiravam para aquecer. Nestas panelas estão as cascas, a "agnyassa", a água negra que os dois guardas põem à vez no lume. Depois de aquecerem, Carole vai chamar o tio Aime. Num ambiente amistoso, os doentes ouvem música, jogam Ludo e contam histórias uns aos outros. Gostaria de exprimir a minha surpresa pelo facto de não saber que o avô ZE KANE já tinha passado a responsabilidade ao seu filho. Esperava que fosse ele a tratar os doentes. Quando o tio Aime chegou, percorreu as camas dos doentes, depois ocupou um lugar ao lado da cama onde ia começar o tratamento. Nesse dia, começou com o gendarme. Começa por desfazer as ligaduras do doente, retirando o 'Akang' feito de bambu e ráfia, e os dois grandes pedaços de tábua usados como gesso tradicional para imobilizar a coxa.

Depois de desfazer as ligaduras, observa o estado da zona onde ocorreu o choque através de pancadas. Todos os movimentos do pé do paciente são assistidos pelo enfermeiro, nomeadamente no caso do gendarme. De seguida, começa a limpar a coxa do paciente com a "Agnyassa", que é utilizada como esponja. Imobiliza a coxa com a mão esquerda, enquanto a mão direita se move para trás e para a frente no pote do medicamento para molhar a "Agnyassa" e limpar o remédio aplicado no dia anterior. Repete este exercício durante quatro ou cinco minutos; depois de ter limpado bem a zona, pede ao doente a lâmina de barbear e começa a fazer cortes locais (incisões) em forma de paus. Assim que termina, aplica o remédio, um pó preto contido numa caixa chamada "Ndoup".

Repete o mesmo exercício com todos os outros doentes, que esperam à vez. De vez em quando, o doente que exprime a sua dor grita com os outros, gozando uns com os outros. Tudo isto se passa num ambiente de bom humor entre os doentes, o médico e as enfermeiras. Depois de aplicar o remédio nos doentes, o médico limpa as mãos com água e sabão e regressa às suas actividades no salão. Enquanto o remédio está a secar, trinta ou quarenta minutos mais tarde, volta a enfaixar os pés dos pacientes, termina o enfaixamento e marca uma consulta para o dia seguinte, à mesma hora.

Observei esta prática de tratamento durante três dias antes de começar a negociar as filmagens durante o tratamento. Para começar, era preciso que os doentes me adoptassem, pelo que comecei por fazer pequenos trabalhos na casa (limpar o recinto, ir buscar água, fazer pequenos recados aos doentes, etc.), o que ajudou a que todos me adoptassem. Comecei a negociar com um doente; eram 20 horas e estávamos no dormitório. Como estava calor lá dentro, o doente, que tinha sofrido uma lesão na coluna, perguntou à mãe (que tomava conta dele) se queria ir apanhar ar fresco no pátio da concessão. Devo referir aqui que, dos sete doentes, o caso deste doente é o mais grave. Tem uma fratura da coluna vertebral, os dois membros inferiores estão quase paralisados e tem um cateter para evacuar os dejectos. Para se deslocar, duas pessoas carregam-no para o colocar na cadeira de rodas, e o seu acidente está ligado a uma queda do cimo de uma árvore. Os outros seis sofreram uma fratura da coxa esquerda, uma fratura da coxa direita ou uma dupla fratura do fémur esquerdo.

IV.6. Início das negociações para a sessão fotográfica

A enfermeira e eu carregamo-lo e eu carrego o doente e coloco-o na cadeira de rodas. O doente e eu saímos para o pátio e aproveitei a oportunidade para pedir autorização para tirar fotografias durante a sua sessão de tratamento, o que ele me concedeu através desta conversa:

QMZ "caro irmão, gostaria de te perguntar uma coisa".

RMA "O que é que se passa, irmão? Estou a ouvir "

MZ " A propósito, há duas razões para a minha vinda aqui: a primeira é que há muito tempo que não punha os pés nesta aldeia e, na sequência do acidente da minha mãe, vim ver a família e perguntar como estava a situação dela. E a segunda é que, na escola, nos pediram para pesquisar temas para as nossas dissertações de Mestrado II, e o tema que escolhi é o trabalho do avô, por isso gostaria, enquanto estão aqui, de captar algumas imagens com o meu telemóvel, se me permitirem.

RMA " ah-bon, si c'est pour l'ecole comme tu le dis I ne trouve pas d'inconvenient, et " Papa Moh ", il est au courant ? "

QMZ " Sim, ele sabe o objetivo da minha viagem, já o sabia antes de eu chegar. Muito obrigado pelo vosso acordo. Gostaria de falar com os outros doentes amanhã" RMA "OK, diga-me, com todos os temas que poderia encontrar em Ngaoundere, o que o levou a escolher este tema?"

QMZ "Para dizer a verdade, não sei. No início, tinha escolhido um tema sobre a introdução das crianças à dança "Mbaya" dos pigmeus. Depois apercebi-me que este evento não acontece todos os anos e que precisava de algo para filmar para produzir um filme, e foi assim que me lembrei do trabalho do meu avô."
RMA "Estou a ver, é um tema muito bom".

<u>Conversa com a paciente RMA no pátio da concessão às 20h00 Segunda-feira, 16 de novembro de 2020</u>

Na manhã seguinte, depois de alguns pequenos trabalhos relacionados com a limpeza da concessão, tomei o pequeno-almoço. Depois do pequeno-almoço, a mãe e os outros doentes fizeram uma contribuição de 3.000 francos e mandaram-me ir comprar peixe ao bairro vizinho de Nkongtane. Quando regressei, dei o peixe à Carole, que era responsável pela limpeza e pela cozinha. Devo dizer que entre estes sete doentes, a harmonia, a compreensão e a entreajuda estão na ordem do dia. No que diz respeito à alimentação, todos contribuem e as duas enfermeiras doentes encarregam-se da cozinha. De vez em quando, são assistidos os doentes cujo processo de cura está já bastante avançado. Estão à espera da fase final, que é a blindagem do tratamento. Da cozinha, onde estava a entregar o peixe à mulher do gendarme que está de baixa por doença do marido, vi uma doente debaixo do cacaueiro que parecia estar a descansar, deitada numa esteira no chão. Aproximei-me dela e disse-lhe que queria falar com ela. Ela deu-me esta conversa interrompida: *QMZ "Tia, está a apanhar ar?"*
RAL "ah, estou a descansar aqui, está muito calor lá dentro".
QMZ "Vejo que a vossa situação está a melhorar (reproduzo a gravação no meu telemóvel sem que ela se aperceba)".
RAL "sim, está a melhorar, quando tive o meu acidente, decidi não ir para o hospital, que iria terminar o meu tratamento localmente".
QMZ " e sim, "
RAL "queriam que eu (familiares) fosse para o hospital, mas eu recusei, porque não quis cumprir os protocolos do hospital: vir pôr-me o ferro no pé, o gesso...". QMZ "o ferro?
Eu disse que não, que ia à aldeia tratar a minha mvou'ou (fratura). O dia em que tive o meu acidente foi o mesmo dia em que cheguei aqui.
QMZ "uau, e como?"
RAL" é verdade, aguentei as dores e estava em cima da mota. Quando cheguei, Tonton Aime mandou-me primeiro fazer uma radiografia antes de me tratar, porque ele não trata sem um clique. Por isso, tentei telefonar ao pessoal de casa para que me mandassem o carro e o meu sobrinho veio buscar-me aqui a Kribi, onde passei dois dias. Tive o acidente a 15 de setembro de 2020 e voltei no dia 18, por isso, amanhã faço dois meses.
QMZ "formidável
RAL "Era apenas uma questão de tempo, Deus permitiu-me andar rapidamente".
QMZ " realmente, onde frequento, escolhi um tema que gostaria de fazer o retrato do avô "
RAL "gostaria de pintar um retrato do avô?
QMZ "sim, candidatámo-nos à escola mas ainda não fomos aceites, não sabemos se vamos frequentar este ano.
RAL "Deus vai ajudar, basta rezar".
QMZ "se nos aceitarem, penso que voltarei aqui em setembro do próximo ano".
RAL "apoia?"
QMZ "não, antes de mais, deixa-me vir trabalhar para aqui".
RAL "Estou a ver, estás a começar a aprender?

20

QMZ "não para aprender, mas para compreender porque é que as pessoas vêm aqui para se tratarem e para filmar como é que ele massaja os seus pacientes".

RAL "Eu compreendo, eu compreendo e você está a reescrever a sua memória".

QMZ "sim, por isso, se formos aceites, podemos começar a escola em dezembro de 2020, quando ainda estivermos de licença".

RAL "Percebo porque é que voltou, não vale a pena ficar lá até começar".

QMZ" sim, ainda estamos de férias".

R "É melhor ir quando a escola já começou, Deus vai ajudar, é só ficar em oração, nada é impossível para Deus. Então tufinis para escrever como é que ele massaja, como é que ele faz, quando ele já acabou, ele deixa tempo, depois ele vem para anexar, é isso que tu vais apoiar... "

QMZ" sim

RAL "e eles fazem-nos perguntas (professores)".

QMZ" sim (risos)

RAL "risos e interjeições "ah yah. oh la, la" tudo bem porque as pessoas gostam de usar os memes, memes memes por isso temos de mudar".

QMZ" Sim, porque foi aqui que eu cresci.

RAL "ah, cresceste aqui em Nko'olong?"

QMZ" sim

RAL "ok, na tua aldeia materna".

QMZ "sim, quando tive... a ideia surgiu assim e aconteceu que a minha mãe teve um acidente".

RAL "sim, eu compreendo, decidiste fazer a tua dissertação sobre isso, só precisas de falar muito com o avô".

QMZ "sim, eu e ele vamos ter uma conversa".

RAL "é preciso rezar muito que Deus vai ajudar".

QMZ "Gostaria de filmar com o meu telemóvel enquanto ele a massaja para obter algumas imagens do seu trabalho".

RAL "não há problema, podem filmar, podem filmar quando ele nos dá uma massagem".

QMZ" muito obrigado

Conversa com o doente RAL em 17 de novembro de 2020, às 11h45, debaixo do cacaueiro

Depois de alguns minutos com ela, deixo-a e encontro-me com a jovem doente, o jovem doente da coluna e o estudante com dupla fratura que estavam a assistir na sala. Falo-lhes da vida social e cultural das regiões do norte e da minha experiência quotidiana, de como me integrei rapidamente no ambiente, apesar das diferenças culturais. Só falta a língua, mas quanto ao resto estou a tentar adaptar-me. Quando abordámos o tema da escola, o primeiro doente a quem foi dada luz verde acenou-me com a cabeça para me dizer se eu já tinha recebido luz verde dos outros doentes? Aproveitei imediatamente a oportunidade para apresentar o meu tema aos dois pacientes que estavam a observar o aluno e a jovem connosco e perguntei-lhes se me deixavam filmar as suas sessões de tratamento. Informei-os então que já tinha o acordo de dois doentes. Ambos concordaram.

Na manhã seguinte, 18 de novembro de 2020, depois das orações da manhã, são 6h15 quando levo o contentor para o rio para fazer cinco voltas de água, encher as bacias com água e, assim que termino, pego também na enxada para começar a mondar o pátio da concessão. São 11 horas da manhã quando faço o meu intervalo e vou comer qualquer coisa. Uma enfermeira apresenta-me o meu prato de comida, que como de imediato. Dois doentes estão a assistir na sala de estar, dois outros doentes foram para a reabilitação (um anda sem muleta e o outro anda com muleta), um guarda doente está no rio a ir buscar água para beber e outro guarda doente está a limpar a mandioca na cozinha. Somos quatro no dormitório - a mãe, o gendarme, outro doente e eu. Embora já tivesse estabelecido uma boa relação com estes dois doentes, e eles me apreciassem pelos serviços que prestava, tive um sentimento de medo que me levou a pedir para ser fotografado durante as suas sessões de tratamento. O meu medo explicava-se, em primeiro lugar, pela diferença de idade entre nós e, em segundo lugar, receava a reação destes dois doentes, em particular a recusa do meu batimento cardíaco. Observei-os durante um bom bocado, depois sentei-me ao lado da cama do gendarme, que era também a cama do outro doente, e disse-lhes que queria muito falar com eles.

Tal como fiz com os outros pacientes, comecei por apresentar o objetivo da minha viagem, depois pedi as imagens a serem tiradas durante a sessão de tratamento e porque precisava delas. Fiquei aliviado quando o doente me disse com uma voz compreensiva: "meu filho, se é para a escola, como dizes, autorizo-te a tirar as imagens, mas na condição de não serem difundidas como whatsap". O gendarme também achou o assunto interessante e pediu-me para guardar as imagens depois de fazer o meu filme e para lhas mostrar. Garanto-lhes a minha boa fé e que sei como proteger as suas imagens. Mais uma vez, sinto-me aliviado pelo facto de todos eles me terem dado autorização para filmar a sua sessão de tratamento. Penso também que a presença da minha mãe, que se encontrava na mesma situação que estes doentes, teve um papel importante na minha decisão. Tendo já obtido o acordo de todos os doentes, as primeiras filmagens começaram às 16h30 de quarta-feira, quando regressei de uma reunião do comité de doentes e encontrei o avô ZE KANE a massajar os seus doentes. Ele já tinha massajado os dois pacientes; corri para a prateleira onde tinha deixado o meu telefone. Ele estava agora a começar com a minha mãe e eu procurei imediatamente um ângulo de filmagem. Comecei a filmar através da janela do dormitório, filmando durante 12min43s.

Começa por desatar as ligaduras do doente, o "Akang" e uma outra ligadura, observa a evolução da fratura e depois começa a limpar o medicamento aplicado no dia anterior com o "Agnyassa" que coloca de vez em quando no pote do medicamento. Depois de bem limpo, pede a lâmina e começa a fazer cortes locais em forma de paus. O doente exprime a dor da lâmina gritando enquanto os outros se riem dos seus gritos. O bisneto do avô brinca com um doente, o gendarme e um doente estão sentados cada um na sua cama, uma enfermeira doente peneira mandioca na cozinha e a outra enfermeira conversa com o seu marido, o gendarme. O avô ZE KANE explica que, quando massajamos onde o osso solidificou, é para que "o caroço não saia nesse sítio e o medicamento evita que o sangue coagule", e acrescenta que "quando temos um acidente e nos dói o peito, tomamos este medicamento, tomamos este pó para que, quando o sangue coagula no peito ou no estômago, este produto permita que o sangue saia do corpo". Assim que acaba de aplicar o medicamento aos seus pacientes, deixa-os e volta com uma ligadura 20 a 30 minutos mais tarde e a consulta é marcada para o dia seguinte.

No dia seguinte, decidi observar o protocolo de cuidados aos doentes e verifiquei que :

Todas as sessões de tratamento têm lugar durante a tarde. Depois de aquecer as panelas, o terapeuta tradicional desfaz as ligaduras do paciente, observa o estado da fratura através de uma tatuagem, limpa o remédio aplicado no dia anterior, faz escarificações locais para deixar o sangue circular e, por fim, aplica o remédio. Uma vez aplicado o remédio, o terapeuta deixa-o secar durante 20 a 30 minutos e depois volta a ligar as fracturas do paciente.

Tentei perceber porque é que cada doente tinha a sua própria panela e lâminas para o tratamento, e foi o doente Nestor que me deu algumas informações sobre o assunto numa conversa informal:

QMZ: "Porque é que cada um de vocês tem a sua própria panela e lâminas?"

RNE: "Pelo que aprendi, ele costumava usar um pote e uma lâmina para todos os doentes. Mas como alguns doentes não cumpriam as regras, isso atrasava o tratamento. Quando um doente não respeita as regras, isso aparece no pote do medicamento. E assim, como era habitualmente o caso com os doentes que não respeitavam as proibições, achou melhor pedir aos doentes que comprassem cada um o seu pote e as suas lâminas. Tinha uma lâmina que usava para todos os seus doentes, e foi aí que viu que alguns doentes, quando o seu tratamento terminava, podiam ir para o pote do tratamento e bloquear o tratamento dos outros. É melhor que cada doente tenha o seu próprio pote, por isso, se tiveres o teu espírito, ele fica no teu pote, por isso, se tiveres a tua doença no sangue, o sangue não fica contaminado através da lâmina, porque cada um, cada um tem o seu pote. Antes, só havia um pote para o tratamento.

QMZ: "Agora vens, compras a tua panela e os artigos de primeira necessidade que ele costuma pedir?

RNE: "sim

QMZ: "Então, quantas lâminas utilizou durante o seu tratamento?"

REN: "(silêncio) bem, ao fim de três ou quatro dias muda-se a lâmina, ao fim de quatro meses aqui em Nko'olong posso dizer que já usei quatro pacotes de lâminas. Muitas vezes são dez lâminas por pacote.

QMZ: "dez lâminas por embalagem e quanto custa a embalagem?"

REN: " 350f"

QMZ: "É qualquer estilo de lâmina ou há alguma categoria de lâmina que ele prefira? REN: "Bem, é qualquer estilo de lâmina, mas tu és o tarado que prefere a lâmina, por isso só pode ser uma lâmina, mas qualquer lâmina, de qualquer marca, só pode ser uma lâmina. Bem, não é por causa de uma marca de lâmina, é por causa de uma lâmina que faça o tratamento".

Somos interrompidos por uma enfermeira que me pede para acompanhar o doente à sala de estar.

<u>Conversa com a REN em 20/11/2020 no pátio da concessão às 16h15</u>

Esta pesquisa exploratória deu-me uma ideia dos constrangimentos envolvidos na realização deste filme. Esta exploração permitiu-me restringir o meu objeto de estudo à prática dos cuidados com as fracturas, formular melhor o meu problema e formular hipóteses e questões de investigação.

V. Pesquisa documental

Depois de investigarmos primeiro o nosso campo de investigação, vamos analisar os documentos ou trabalhos produzidos por outros autores em relação ao nosso campo. De acordo com Magalakwe, que cita Bailey em "the use of documentary research method in social research" (2006:221): "*a utilização de métodos documentais refere-se à análise de documentos que contêm informações sobre o fenómeno que pretendemos estudar*".

No que diz respeito à nossa problemática, deparámo-nos com numerosos documentos que nos deram a conhecer exatamente o que tínhamos de fazer e redireccionaram a nossa atenção para não repetir o que outro autor tinha trabalhado. No decurso das nossas investigações, tivemos o privilégio, através da nossa documentação, de destacar as técnicas que seriam utilizadas para a recolha de dados, tais como as técnicas de observação e de entrevista que mencionámos anteriormente, bem como a forma como a investigação qualitativa é conduzida nas ciências sociais.

Em qualquer trabalho científico sério, uma boa investigação documental ajuda a melhorar o trabalho dos autores anteriores. Segundo M. Grawitz, "*a técnica documental consiste numa pesquisa sistemática de tudo o que foi escrito em relação ao domínio de investigação*". Para efeitos deste trabalho, recorri a obras sobre antropologia da saúde, práticas tradicionais, medicina tradicional e doenças dos ossos. Esta pesquisa documental foi efectuada em vários centros de documentação, nomeadamente na Biblioteca Central da Universidade de Ngaoundere, na Biblioteca da Faculdade de Artes, Letras e Ciências Humanas da Universidade de Ngaoundere, através de vários sítios de pesquisa na Internet, com pessoas de referência e na minha documentação privada. À luz dos diferentes documentos que consultei e com pessoas de referência, esta pesquisa documental permitiu-me elaborar melhor o meu problema e a minha problemática, identificar melhor a perspetiva da minha problemática sobre aqueles que me precederam na questão e fazer escolhas metodológicas.

VI. A FASE PRÁTICA

Nesta secção, discutiremos a localização da área de produção, a localização das actividades, a localização das nossas principais partes interessadas e a localização das partes interessadas a entrevistar em câmara.

VII.. A própria mancha

Isto é feito durante a nossa imersão no campo de estudo ou de produção. Queremos dar a conhecer que trabalhámos nesta aldeia terapêutica como guarda doente para sermos adoptados pelos doentes e ganharmos a sua confiança com a ajuda e a colaboração dos terapeutas ZE Kane Samuel e do seu filho MONAYONG Martin. Esta abordagem permitiu que os doentes se sentissem suficientemente seguros e abertos para nos ajudarem a realizar esta investigação e para saberem que há alguém que se compadece do seu sofrimento.

VI.2 Localizações

O trabalho decorreu num estabelecimento de saúde tradicional que oferece cuidados especializados a pacientes que sofrem de fracturas ósseas. As instalações são os diferentes espaços dedicados a cada doente durante a sua estadia na aldeia terapêutica ZE Kane. Também visitámos o centro médico do distrito de Adjap para obter uma visão holística da questão dos cuidados com as fracturas ósseas e para contrastar os dados recolhidos na aldeia terapêutica ZE Kane.

VI.3. Identificação das actividades

No nosso estudo, que é o de uma abordagem qualitativa e que se inscreve numa abordagem fílmica, a nossa população de estudo é constituída pelos nossos actores entre os quais: a escolha destas pessoas foi feita deliberadamente pelas suas características e pelo seu representante para conceber uma amostra não aleatória. Todas as pessoas incluídas no nosso estudo têm uma ligação com os cuidados de fratura ou com a "aldeia terapêutica". Para determinar o tamanho da nossa amostra, realizámos um estudo de campo que durou três meses consecutivos, de novembro de 2021 a janeiro de 2022. Todos os casos de fracturas tratados na "aldeia terapêutica" de ZE KANE no Arrondissement de Niete.

A nossa população de estudo incluiu: Todo o pessoal de enfermagem da "aldeia terapêutica", ou seja, ZE Kane e o seu filho Monayong, bem como qualquer doente que tenha recebido tratamento na "aldeia terapêutica" de ZE KANE; Pessoas vítimas de acidentes traumáticos com fracturas fechadas ou abertas dos membros tratados na "aldeia terapêutica". Os doentes com ou sem cliché de raios X tratados na "aldeia terapêutica" de ZE Kane; O pessoal de enfermagem do centro médico distrital de Adjap (CMA).

VI.4. As personagens do filme

Os nossos vários intervenientes incluem dois assistentes da "aldeia terapêutica", doentes e duas pessoas que telefonam doentes.

VI .5. Pessoas entrevistadas fora das filmagens

No decurso da nossa investigação, entrevistámos 35 pessoas, incluindo dois chefes de aldeia, 5 enfermeiros doentes, 6 idosos e 25 doentes, todos dispostos a partilhar as suas experiências de doença e de cuidados prestados a doentes com fracturas, bem como os seus conhecimentos de medicina tradicional.

VII . ESCRITA DE MATERIAIS DE PRODUÇÃO DE FILMES

Esta secção inclui a ideia do filme, a sinopse, o storyboard e as sequências.

VII.1 Ideia de filme

Na vida quotidiana, há acontecimentos felizes e infelizes, como os acidentes que acontecem aos indivíduos, provocando traumatismos físicos (fracturas, entorses, luxações, etc.) e levando as pessoas a procurar tratamento nos hospitais ou, tradicionalmente, junto dos curandeiros tradicionais nas "aldeias terapêuticas". Sabendo que a doença é um fenómeno universal, cada cultura desenvolveu as suas próprias explicações sobre as razões que nos levam a adoecer e, uma vez doentes, sobre o que devemos fazer para melhorar. A partir da nossa câmara e de uma perspetiva antropológica da saúde, o nosso trabalho centra-se na ligação entre as necessidades da população e as respostas em termos de saúde e de cuidados, e passa por observar, analisar e compreender a lógica de encaminhamento dos doentes para as "aldeias terapêuticas" e a forma como as doenças ósseas são tratadas através de conhecimentos terapêuticos endógenos que tendem a desaparecer nas nossas diferentes comunidades.

VII.2 Sinopse

Esta é uma apresentação por palavras de um breve resumo da parte ou ponto principal que será mostrado no nosso filme em relação ao nosso problema de investigação. Um filme etnográfico realizado por um estudante de antropologia visual com o objetivo de observar, analisar e compreender as práticas de tratamento de fracturas e as impressões dos pacientes numa "aldeia terapêutica". Filmado em Nko'olong no distrito de Niete 2022. Com a participação de ZE Kane Samuel, MONAYONG Martin, EYOMANE Christiane Desiree.

V II.3. O storyboard e as sequências do filme

Depois de compormos a sinopse do filme, elaborámos um storyboard, também conhecido como guia de rodagem. De acordo com Warblefly (2020), o storyboard é um elemento importante na pré-produção de um filme, uma vez que permite explicar claramente o enredo. O objetivo do storyboard é classificar as diferentes sequências e os diferentes planos que foram executados em cada cena. Também vamos analisar as diferentes técnicas utilizadas para desenvolver o filme, ou seja, o enquadramento, os movimentos de câmara, os ângulos de filmagem, o seu timing, etc. (cf. anexo). Com base nas observações efectuadas na nossa área de exploração, pudemos reconstruir as actividades de cuidados na prática dos cuidados às doenças ósseas. As diferentes actividades de cuidados que compõem a prática dos cuidados em doenças ósseas (fracturas ósseas) são as seguintes Receção do doente: o doente é admitido na unidade de cuidados, que é a "aldeia terapêutica" sob a forma de um dormitório. Se o doente já tiver feito uma radiografia, é admitido na unidade de tratamento da aldeia terapêutica; caso contrário, é encaminhado para um hospital para fazer uma radiografia. Quando regressa, o traditherapeuta analisa as imagens de raios X, consulta o doente, localiza a fratura e inicia o tratamento. Começa por preparar o medicamento, fazendo o "Akang". Uma vez reunidos estes elementos, começa o tratamento propriamente dito. De um modo geral, o tratamento decorre durante a tarde, com massagem, escarificação, aplicação do medicamento, secagem do medicamento, ligadura e imobilização local, seguindo-se a reabilitação e o ritual de blindagem. O quadro abaixo constitui o nosso guia de tiro. (ver anexo).

V   II. 4 As diferentes sequências do filme

O filme EKPWELE DOKITA BI-VE (A Incisão do Médico dos Ossos) é um filme baseado no nosso tema de investigação: A aldeia terapêutica de ZE Kane: práticas de tratamento de doenças ósseas em Niete. O filme começa com uma breve apresentação da "aldeia terapêutica" utilizando um plano de seguimento, seguido de uma apresentação dos terapeutas ZE Kane e do seu filho MONAYONG Martin. São utilizados planos médios. Após esta breve apresentação, mostramos o processo de realização do "ndoup" com a interação entre o etno-cinematógrafo e o terapeuta e a preparação da infusão de massagem. Depois de preparar o medicamento, o terapeuta dedica-se a fazer um instrumento para imobilizar o local da fratura, o "akang". Uma curta transição mostra a travessia da ponte, como se quisesse dizer que a medicina tradicional vai a outro lado procurar o melhor para a sua eficácia.

A esta transição segue-se o restauro dos pacientes e, em seguida, a análise da imagem radiológica do paciente pelos terapeutas. Aqui, os terapeutas tradicionais discutem e analisam a imagem radiológica do paciente. Após a análise da imagem, segue-se a massagem, a escarificação e a aplicação do medicamento "ndoup", enquanto o terapeuta, o paciente e o etno-cineasta interagem.

Uma vez aplicado o "ndoup", o terapeuta tradicional imobiliza o local da fratura com uma ligadura e o "Akang". O filme termina com a reeducação do doente, que conduz imediatamente a um ritual de blindagem, incluindo a preparação de frango e banana-da-terra, seguido de uma refeição. O doente regressa duas semanas mais tarde para agradecer ao terapeuta o seu trabalho.

V   II. 5 O guião da entrevista cinematográfica

Elaborámos um guião de entrevista cinematográfica que nos permitiu interagir com os nossos informadores. Foi um conjunto de questões elaboradas após a imersão que me permitiu compreender melhor a prática do tratamento das doenças ósseas.

Este guião de entrevista também mostra o envolvimento dos etno-cineastas na construção da história que desejam contar (ver anexo).

VII.6. Autorizações

Gostaríamos de recordar aqui que as autorizações são papéis ou documentos emitidos por uma autoridade ou alto funcionário da jurisdição onde pretendemos efetuar a nossa investigação. Este documento cobre a "porta" e protege o investigador no seu campo quando este respeita as etapas estipuladas da investigação em qualquer situação em que nos encontremos. Uma vez que a nossa investigação é uma investigação fundamental, também conhecida como investigação académica, é primeiro emitida uma autorização pela nossa escola (Attestation de Recherche); (ver anexo) que prova que somos estudantes e que estamos aptos a realizar investigação. Para além desta, dispomos ainda de três (3) outras autorizações que nos guiarão no nosso trabalho e que vos daremos a conhecer a partir de onde obtivemos as autorizações e as assinaturas.

VII.7. Autorização de investigação.

Esta autorização destinava-se à autoridade máxima da nossa zona de estudo, o sub-prefeito do distrito de Niete. Antes de negociar com os nossos informadores, pensámos que seria uma boa ideia ter um documento de uma autoridade da zona que nos justificasse a realização de uma pesquisa na sua área. Fizemos um requerimento ao sub-prefeito com uma cópia do nosso bilhete de identidade nacional, dos recibos das propinas universitárias e do nosso certificado de investigação do departamento de sociologia/antropologia. Dirigimo-nos então à administração competente para entregar os documentos em 17 de novembro de 2021. Quando chegámos, o primeiro adjunto olhou para nós e disse-nos que tínhamos três dias para levantar o documento. Três dias depois, o documento ainda não tinha sido entregue para ser assinado pela companhia de eletricidade. Depois de passar semanas, tivemos de esperar até 10 de dezembro de 2021, data em que o nosso documento foi emitido, garantindo que estávamos aptos a trabalhar no nosso local de investigação (ver anexo).

VII .8. Elaboração da licença de tiro

No âmbito do nosso trabalho, elaborámos uma licença de fotografia para apresentar ao delegado do departamento do Oceano para as artes e a cultura. Em novembro de 2021, o delegado do departamento emitiu-nos a licença fotográfica (ver anexo).

VIII 9. Elaboração da autorização de transferência de direitos

Antes de podermos começar a filmar e a produzir o nosso filme, tivemos de elaborar um documento de autorização para os nossos actores, conhecido como "Contrato de cessão de direitos". Em francês, é conhecido como "Contrat de cession des droits". Este documento, apesar de abranger o investigador, dá um limite ao que podemos e não podemos fazer com as imagens e sons recolhidos dos nossos actores e informadores (ver anexo).

IX II. EQUIPAMENTO DE TIRO

VIII.1 A câmara de vídeo HD Canon vixia HF R800)

Como parte do nosso trabalho, utilizámos uma câmara de vídeo HD Canon VIXIA HF R800.

V III.1.1. Vantagens da Canon Vixia HF R800 HD

Com o seu potente zoom, esta ferramenta permite-lhe captar momentos de perto, de longe e em todo o lado. As funcionalidades interessantes incluem o modo Prioridade ao realce com correção de contraluz, que lhe proporciona as melhores fotografias possíveis, e a gravação melhorada em câmara lenta e rápida, que lhe permite experimentar novas formas de fotografar. O peso leve da CANON VIXIA HF R800 significa que pode tê-la sempre à mão para fotografar o que precisa de fotografar, quando precisa de o fazer. Os cartões de memória SD amovíveis proporcionam uma forma rápida e conveniente de partilhar filmagens.

V III.1.2 Desvantagens da Canon Vixia HF R800 HD

O dispositivo não dispõe de capacidade de armazenamento interno de dados, o que torna os dados recolhidos a partir de um cartão SD vulneráveis a ataques de vírus.

V III.2 Elaboração de instrumentos de recolha de dados

De acordo com o nosso protocolo de investigação, utilizámos vários instrumentos para recolher o discurso do conhecimento. O guia de filmagem para as nossas interacções com os actores, o guia de observação e o guia de entrevista.

As entrevistas foram realizadas com recurso a uma câmara de vídeo para as entrevistas filmadas e a um telemóvel com a aplicação magnetophone para as gravações, na ausência de um ditafone adequado.

VIII.2.1. O guião da entrevista

O guião de entrevista é um elemento importante na investigação antropológica, pois procura mostrar a unidade da investigação de campo para além da diversidade dos seus instrumentos. O guião de entrevista orienta o investigador, sobretudo o antropólogo aprendiz. Por outras palavras, a administração direta ou assistida a uma população garante ao investigador que apenas as pessoas indicadas são as que responderão ao inquérito. Ao contrário do questionário distribuído que, para além de ser fácil de utilizar e de poupar tempo de inquérito, tem falhas que são mais ou menos o resultado de preconceitos na África rural, o guião de entrevista garante ao investigador que está a lidar com a pessoa-alvo.

Este método permitiu-nos assegurar aos informadores que éramos complementares e fáceis de compreender, para que não se sentissem embaraçados se não respondessem corretamente. As discussões incidiram sobre o conhecimento do corpo humano, a doença, as fracturas, a farmacopeia e as razões de escolha da medicina tradicional em caso de fratura óssea de um doente. Elaborámos cinco guiões de entrevista para a nossa investigação. Todas estas entrevistas assumiram a forma de entrevistas semi-directivas.

VIII.2.2. Entrevistas semi-estruturadas :

A entrevista individual é um método de investigação que consiste em interrogar oralmente uma pessoa. Trata-se de um encontro face a face com o informante. Assim, realizámos entrevistas semi-directivas com o pessoal de cuidados da aldeia terapêutica, os doentes, os idosos e o pessoal de cuidados da CMA da Adjap. O objetivo destas entrevistas foi examinar as percepções, representações e interacções que ocorrem na aldeia terapêutica, um espaço de socialização.

VIII.2.3. O guião da entrevista aos doentes

As nossas observações no campo de investigação permitiram-nos elaborar um guião de entrevista para os pacientes. Este permitiu-nos compreender as diferentes razões pelas quais os pacientes se deslocam às aldeias terapêuticas, os seus itinerários, as suas percepções da medicina tradicional e as suas interacções (ver Anexo).

VIII. 2.4. Guia de entrevista para terapeutas

Este guião de entrevista permitiu-nos compreender as práticas de tratamento das doenças ósseas. Foi aplicado a dois profissionais de saúde da aldeia terapêutica ZE Kane (ver anexo).

III.2.5. Guia de entrevista para o pessoal de saúde pública

Para contrastar os nossos dados da aldeia terapêutica, interrogámos também o pessoal de saúde pública para compreender as diferentes razões pelas quais certos doentes podem ser levados para as "aldeias terapêuticas" (ver Anexo).

VIII.2.6. O guia de viragem

Tratava-se de uma série de perguntas redigidas após a imersão que me ajudaram a compreender melhor a prática do tratamento das doenças ósseas (ver Anexo).

Para contrastar os dados recolhidos junto dos nossos informadores, realizámos observações directas e observações participantes.

VIII.3 Observação direta :

É uma técnica que envolve a observação e o registo sistemáticos do comportamento humano ou de um fenómeno e de aspectos do ambiente em que ocorrem, a fim de obter informações específicas. Este método permitiu-nos ver em primeira mão como são tratados os pacientes com traumatismos - a preparação da medicação, o fabrico de instrumentos de imobilização, a massagem - em suma, todo o processo de tratamento de um paciente que sofre de uma doença óssea.

VIII. 4. Histórias de vida

As histórias de vida têm uma forte capacidade de inteligibilidade, pois ajudam a fazer emergir o sentido que os indivíduos atribuem às suas acções, nomeadamente estimulando as suas capacidades de reflexão. Através desta investigação, recolhemos as experiências pessoais de uma situação de fratura: uma doente de 73 anos que já tinha cuidado dos seus dois filhos no ZE Kane e que era a terceira doente desta família a sofrer uma fratura declarou que "não temos mais ninguém?", os diferentes itinerários terapêuticos e as experiências das práticas de cuidados dos nossos informadores. O efeito destas histórias de vida foi mergulhar-nos na visão dos nossos informadores e reviver as situações que os levaram ao tratamento tradicional das fracturas e às práticas de cuidados na aldeia terapêutica de ZE Kane.

VIII.5. Observação participante :

A observação participativa é um termo que se refere ao trabalho de campo do pai da antropologia funcionalista (Malinowski 1992). Ele realizou uma pesquisa de campo entre os Melanésios durante três anos e meio (03), o que significa que um investigador sai para o terreno para mergulhar na realidade, a fim de conhecer os seres humanos, um conhecimento que vem através da comunicação com eles e da partilha da sua existência de forma duradoura. Esta imersão na aldeia terapêutica da ZE Kane deu-nos a oportunidade de praticar actividades de cuidados aos pacientes, de participar no tratamento dos pacientes, ajudando os terapeutas nas suas práticas de cuidados e também ajudando os pacientes nos seus pedidos.

IX. ENVOLVIMENTO ÉTICO

Trata-se do impacto e das consequências que a nossa investigação pode ter no direito de um indivíduo. Como Lopez diz em (2009:31)

"A ética como subconjunto da normatividade, para englobar os discursos e práticas racionais cujo objetivo é sistematizar ou refletir formalmente sobre a conduta moral ou o bom comportamento dos indivíduos".

O objetivo desta investigação fundamental e académica é observar, compreender e analisar as práticas de cuidados no tratamento de fracturas numa "aldeia terapêutica". Trata-se de um objetivo que os investigadores das ciências sociais se esforçam por atingir, a fim de preservar as práticas, as culturas, os conhecimentos e os saberes locais, que tendem a desaparecer. A ética na investigação é um conjunto de regras destinadas a garantir que a atividade científica está sujeita ao respeito de valores considerados superiores à liberdade do investigador.

No âmbito deste projeto, podemos antecipar certas questões sensíveis que podem afetar as nossas filmagens, sendo objectivos quanto às diferentes questões que pretendemos abordar.

O objetivo era procurar, detetar e filmar o que não é dito na prática dos cuidados com as fracturas (gestos, posições, interacções, etc.) e escrever sobre o que é dito, uma vez que existe uma vasta literatura sobre a prática dos cuidados com as doenças ósseas.

Tentámos garantir e preservar os interesses dos nossos informadores, protegendo o conteúdo do nosso projeto no âmbito das estruturas responsáveis pela proteção dos conteúdos audiovisuais. Para evitar qualquer tipo de mal-entendido, informámos as autoridades administrativas, de segurança e tradicionais da nossa zona de investigação. Todas as outras pessoas susceptíveis de serem envolvidas no nosso filme como pessoa de recurso através de um correspondente, com o objetivo de as sensibilizar e de lhes pedir que nos apoiem na produção bem sucedida do nosso filme. Como investigação fundamental por si só, procurámos formas e meios de envolver os nossos informadores no projeto de realização do nosso filme etnográfico. Isto foi conseguido através do apoio mútuo entre etno-cineastas, terapeutas tradicionais e pacientes, e através do anonimato dos nossos informadores.

IX.1 Identificação dos riscos

Tentaremos estabelecer relações muito boas com os nossos informadores, porque ao estabelecer boas relações com a comunidade, esta adopta-nos e isso pode contribuir para a nossa segurança no campo de investigação. Obteremos autorizações de investigação da escola e, em seguida, solicitaremos autorizações à administração responsável pelas artes e pela cultura. Estas diferentes autorizações serão apresentadas às autoridades administrativas, tradicionais e de segurança da nossa zona de estudo.

De acordo com a nossa investigação, não existem problemas específicos associados ao facto de se ser mulher.

Do mesmo modo, para a segurança da nossa viagem, devemos recorrer a agências de viagens e evitar ao máximo os transportes clandestinos. Dado que a máquina fotográfica é a nossa principal ferramenta nesta busca, devemos fazer tudo o que estiver ao nosso alcance para proteger o nosso equipamento, ou seja, ter cuidado com o local onde a nossa bagagem é depositada.

Não existe qualquer risco especial para a nossa saúde, mas antes de partirmos para o nosso campo de investigação, iremos preparar um estojo de primeiros socorros para o caso de nos sentirmos mal no terreno.

X. PRODUÇÃO

Esta secção aborda as várias etapas que levaram à produção do nosso filme.

X.1. Tempo de disparo

O nosso filme foi rodado durante três meses em dois locais: a "aldeia terapêutica" de ZE KANE SAMUEL e o centro médico do distrito de Adjap.

X.2.1 Problemas e dificuldades encontrados

A nossa investigação foi dificultada por um certo número de dificuldades:

De um ponto de vista administrativo, não recebemos atempadamente as várias autorizações que solicitámos.

A nível prático, a falta de equipamento audiovisual dificultou o nosso trabalho, prolongando o nosso tempo no terreno, e o facto de a nossa área de estudo estar isolada em termos de comunicação e telecomunicações também dificultou a nossa tarefa, uma vez que era quase impossível comunicar com o nosso supervisor enquanto estávamos no terreno.

Do mesmo modo, a relutância de alguns dos nossos informadores, sabendo que o nosso tema tratava de questões de intimidade, de escolha terapêutica e de saúde, dificultou, no início, a sua autorização para avançarmos com a nossa investigação. Foi necessária a intervenção do terapeuta e uma boa imersão nos pacientes através do meu interesse por eles para que aceitassem colaborar e participar no estudo.

X.2.2 Interação e empatia durante as filmagens

Muitos dos pacientes que chegam à "aldeia terapêutica" ZE KANE foram praticamente abandonados pelas suas famílias. Ver homens, mulheres e crianças em situação de sofrimento leva-nos a tomar as decisões necessárias para ajudar estas pessoas vulneráveis. Assim, ao longo do nosso tempo no terreno, estabelecemos muito boas relações não só com os terapeutas, mas também com todos os pacientes da "aldeia terapêutica". Como disse um dos nossos informadores

QMZ "E quem é que trata da manutenção da vossa área de dormir?"

RENP " Oh, tivemos um maná dos céus, tivemos um maná dos céus sob a forma de um rapaz desta aldeia que veio estudar, realmente, no mês e meio que estou aqui, nunca o tinha visto antes, mas este jovem gareon trouxe realmente clareza à aldeia, realmente, realmente tem sido um grande coração para ele. Foi este gareon que nos deu uma ajuda e nós tiramos-lhe o chapéu e dizemos-lhe um grande obrigado.

A nossa ajuda consistia em arrumar o recinto, ajudar o terapeuta nas suas práticas de cuidados, começando por aquecer as panelas todos os dias antes da massagem, e carregar os pés dos doentes que não tinham turnos de doença. Ajudávamos os doentes fazendo recados, limpando os seus cintos e roupas, preparando água para lavar e beber, esvaziando as panelas dos doentes e, por vezes, cozinhando para eles. A noite da nossa partida foi o dia em que sentimos todo o sofrimento dos doentes que sofrem de doenças ósseas. Depois de lhes agradecer, rezámos uma oração e foi no fim da nossa oração que o sofrimento se tornou evidente, pois chorámos durante minutos a pensar na situação destes doentes. Um sinal de uma separação dolorosa das minhas investigações.

XI. PÓS-PRODUÇÃO

A pós-produção é o conjunto das etapas que precedem a produção, ou seja, a seleção dos rushes, o enquadramento narrativo e a organização dos rushes no software.

XI.1 Seleção dos juncos

A seleção dos juncos baseou-se na história da "aldeia terapêutica" que queríamos contar.

Nas nossas várias filmagens, estabelecemos listas de filmagens diárias. Estas diferentes listas de fotografias diárias permitiram-nos classificar as nossas colmeias por tema, o que nos facilitou a tarefa de contar a história.

XI.2 A narrativa

O enquadramento narrativo é uma forma de o cineasta contar o seu filme. Numa perspetiva antropológica e etnográfica, os filmes resultantes desta investigação são geralmente histórias sobre a realidade, e como Mac Dougall (1978), citado por Sardan, salienta, *"é preciso um fio condutor ou um meio de transporte"*. Depois de termos tido a ideia para o nosso filme, identificámos os diferentes temas que iríamos desenvolver no nosso trabalho. Dado que o nosso tema trata de práticas que obedecem a um processo, quisemos contar a história das práticas de tratamento das doenças ósseas por ordem cronológica. O nosso filme é construído em torno de três partes principais: uma introdução, um desenvolvimento e uma conclusão. Estas diferentes partes são separadas umas das outras utilizando imagens de transição da nossa área de filmagem.

XI.3. Organização dos rushes no software

Tendo estabelecido um quadro narrativo que nos permitiria contar uma história sobre as práticas de tratamento de doenças ósseas na aldeia terapêutica de ZE Kane, escolhemos um pacote de software de edição (CyberLink PowerDirector) para construir a nossa história.

XII. O QUADRO TEÓRICO

Nesta parte do meu trabalho, descreverei brevemente o corpus concetual (teorias) em que este trabalho se insere e com o qual irei "dialogar" ao longo do meu trabalho de campo. Estes conceitos correspondem, ponto por ponto, a uma unidade de compreensão da orientação individual para as "aldeias terapêuticas", a saber: os conceitos de : Dinâmica representacional, e a teoria do cinema de observação.

O nosso objeto de estudo inscreve-se numa abordagem de investigação em antropologia social e cultural, nomeadamente a antropologia da saúde, cuja perspetiva é a análise e a interpretação das lógicas que orientam os pacientes para um saber-fazer endógeno das práticas terapêuticas tradicionais de cuidados no tratamento de pacientes que sofrem de traumatismos físicos, em particular (luxação, reumatismo, fratura óssea, entorse, luxação, etc.).

A antropologia da saúde estuda a doença do ponto de vista dos conceitos e da conceção, escreve Fainzang (2000: 7):

"Na tentativa de definir este novo saber constituído pela antropologia médica, é preciso primeiro desfazer um mal-entendido. Este mal-entendido é o que consiste em considerar esta disciplina como um ramo das ciências médicas que centraria a sua atenção nas concepções culturais do mal, com o objetivo de ajudar os profissionais de saúde na sua tarefa. Este mal-entendido coloca a antropologia médica à margem do que a define como antropologia social

e cultural e impede-nos de compreender como a abordagem da doença constitui, para o antropólogo, um objeto de conhecimento como qualquer outro.

O domínio da antropologia médica é geralmente entendido como incluindo a investigação que incide sobre as representações da doença, os itinerários dos doentes, o papel dos terapeutas ou as práticas terapêuticas de todos os tipos (incluindo os rituais de cura), em relação ao sistema sociocultural em que se inserem, os profissionais de saúde e as empresas produtoras de cuidados de saúde. A investigação em antropologia médica tem tomado duas direcções principais: funcionalista e cognitiva. Na direção funcionalista, o principal objetivo desta investigação tem sido investigar a função social das representações da doença nas sociedades estudadas. A orientação cognitiva centra-se nas formas como as diferentes culturas percepcionam e estruturam a experiência. Procura identificar as categorias forjadas por estas culturas para compreender a experiência da doença. A nossa perspetiva é, portanto, trabalhar numa instituição tradicional que oferece cuidados terapêuticos a pacientes num contexto rural, ou seja, práticas de cuidados para doenças ósseas (deslocação, fratura óssea, entorse, luxação, etc.).

No nosso contexto, há um conjunto de questões que podem ser estudadas no âmbito de uma "aldeia terapêutica", nomeadamente: a instituição médica, o pessoal de enfermagem, a relação entre o enfermeiro e o doente, o medicamento, o itinerário terapêutico dos doentes, as práticas médicas, a origem do saber médico, a doença, a eficácia terapêutica, as crenças e as percepções. Em suma, são vários os temas que levantam questões sobre a instituição médica tradicional que é a "aldeia terapêutica". Do ponto de vista visual, o tema mais pertinente para o nosso tema é o tratamento das fracturas ósseas.

XII.1 A teoria das representações sociais

O conceito dinâmico de representação: A teoria das representações "sociais" (TRS) foi desenvolvida pela primeira vez pelo psicólogo Serge Moscovici no seu estudo de 1961 sobre a psicanálise, para quem a representação tem uma origem simultaneamente individual e social. Desde então, esta teoria tem sido amplamente desenvolvida, primeiro na Europa e depois a nível internacional. Moscovici (1961) segue os passos de autores como Freud, Piaget e Durkheim, nos quais se inspirou para formalizar o conceito de representação social. As representações sociais (RS) são um conjunto de opiniões, informações, valores e crenças sobre um determinado objeto (o objeto da representação). Uma "representação social é, portanto, sempre uma representação de algo (o objeto) e de alguém (o sujeito)". Esta relação objeto-grupo é o princípio em torno do qual se organiza a teoria das representações sociais.

A "representação social" (RS) é um conceito interdisciplinar, situado na interface entre o psicológico e o social, o que torna a sua definição complexa. Para Moscovici, o fundador da teoria das representações sociais (TRS), é: "uma forma de interpretar o mundo e de pensar a nossa realidade quotidiana, uma forma de conhecimento social que a pessoa constrói mais ou menos conscientemente com base no que é, no que foi e no que projecta, e que orienta o seu comportamento. E correlativamente (RS é) a atividade mental utilizada por indivíduos e grupos para fixar as suas posições em relação a situações, acontecimentos, objectos e comunicações que lhes dizem respeito" (Moscovici, 1984).

De acordo com Jodelet (1997), a representação: "é uma forma de conhecimento socialmente elaborada e partilhada, com um objetivo prático e que contribui para a construção de uma realidade comum a um grupo social. Não é um simples reflexo da realidade, mas funciona como um sistema de interpretação da realidade, organizando as relações entre os indivíduos e o seu ambiente e orientando as suas práticas". Situadas na fronteira entre o psicológico e o social, as representações sociais permitem aos indivíduos e aos grupos dominar o seu ambiente e agir sobre ele.

Jean-Claude Abric (1997) define "representação social" como "uma visão funcional do mundo, que permite ao indivíduo ou ao grupo dar sentido ao seu comportamento e compreender a realidade, através do seu próprio sistema de referência, e assim adaptar-se a ela e definir o seu lugar no seu seio". Para Roussiau e Bonardi (2001): "Uma representação social é uma organização de opiniões socialmente construídas, relativas a um dado objeto, resultante de comunicações sociais, que permite dominar o ambiente e apropriar-se dele com base em elementos simbólicos específicos do grupo ou grupos a que se pertence".

Uma representação social é, portanto, um "objeto" partilhado entre um "eu" (o ego) e "os outros" (o alter). É um universo de opiniões partilhadas por um grupo e desenvolvidas através da comunicação. Reflecte as experiências individuais e as práticas sociais dos indivíduos. A representação permite-nos compreender e agir sobre o mundo.

Trata-se de um conceito que permite apreender as realidades sociais dos indivíduos, o que, por sua vez, permite resolver certos problemas sociais e construir representações psicológicas. A representação social é um conceito que se desenvolveu nas universidades francesas, nomeadamente na École des Hautes Etudes de Paris e no departamento de psicologia de Marselha. Em primeiro lugar, sob a direção de Serge Moscovici (1961), que foi o primeiro a retomar a ideia já formulada por E. Durkheim quando introduziu o termo "representação colectiva" nos seus trabalhos sobre o "suicídio", e a popularizá-la dando-lhe uma dimensão social. De facto, quando quis saber o que pensava o público francês sobre a psicanálise, mostrou, ou melhor, descobriu que nem todos a conheciam. Algumas pessoas (estudantes, professores, profissionais), devido à sua proximidade com a psicanálise, podiam falar dela longamente, enquanto outras (trabalhadores) não a conheciam e não lhe podiam dar uma dimensão que lhes permitisse compreendê-la de forma exaustiva ou mesmo aproximada. Domo Joseph, analisando as relações das dinâmicas de representação entre as populações ribeirinhas do Chade/Camarões, escreve

"As pessoas que vivem ao longo do rio, e mesmo as que vivem no interior, podem discernir a natureza das relações entre os Camarões e o Chade numa perspetiva individual. Por outro lado, o afastamento é um fator redutor, exceto para aqueles que, profissionalmente ou por qualquer outra razão, são susceptíveis de ter um melhor conhecimento da realidade socioeconómica em vigor".

Moscovici abriu uma porta que não está prestes a fechar-se de novo. De facto, desde então, tem sido um verdadeiro estímulo no domínio da investigação, especialmente na psicologia social. Foram realizados estudos para se chegar à concetualização de um ou mais instrumentos capazes de comprovar os factos, como o fez Claude Flament, citado por Domo Joseph, Foi Claude Flament, citado por Domo Joseph, que, em 1973, operacionalizou o instrumento de uma técnica para tentar resolver esta zona de incerteza que levou alguns a dizer que as ciências sociais são ciências moles por oposição às ciências duras, ou seja, todas aquelas que baseiam a sua existência em números, Foi assim que desenvolveu a análise de similitude, que permite visualizar as relações que existem entre dois elementos, mas sobretudo ler através de um graffiti a árvore máxima de correspondências entre os diferentes elementos constituintes, por exemplo, no nosso contexto, para avaliar a oferta de cuidados biomédicos em relação à oferta de práticas tradicionais, de fitoterapeutas, em suma, de medicina tradicional.

Por sua vez, J.C Abric introduziu um outro conceito, o de núcleo central. Todas as representações sociais são construídas em torno de um elemento central, o núcleo, que dá peso e significado a toda a representação, resiste à mudança e é devido a esta caraterística que a representação permanece o que é, ou seja, estável, não sujeita às convulsões que podem ocorrer em qualquer altura. A representação resiste, portanto, e mantém o seu significado enquanto a estrutura deste núcleo não for abalada; são, portanto, os elementos periféricos que se movem e mudam. Quando falamos da transformação de uma representação, estamos a falar da destruição de toda a sua estrutura interna e, para isso, é necessário o aparecimento de situações muito especiais e de grande alcance para provocar essa transformação, essa convulsão.

As pessoas do 1.º bairro de Niete e de outros lugares vêm à "aldeia terapêutica" de ZE KANE Samuel porque encontram soluções para os seus problemas de doenças ósseas, nomeadamente as fracturas ósseas. Assim, construíram uma ideia em torno do "núcleo central", que é a prática do tratamento das doenças ósseas nesta aldeia terapêutica.

XII.2 A teoria do cinema de observação

A teoria do cinema de observação é a abordagem caraterística dos filmes antropológicos actuais. De facto, a preocupação do cinema de observação é encontrar a verdade. Aqui, trata-se de provocar o real a partir do oculto, criando confiança com a sua investigação (imersão).

Da mesma forma, o etno-cineasta deve respeitar certos princípios:

Abrir a boca a questões sensíveis, criando previamente temas (guia de entrevista, guia de filmagem, etc.)

Fazer com que a ferramenta audiovisual (câmara) apareça conscientemente, deixando o entrevistador ver o que quer mostrar ou está habituado a fazer, sem acrescentar qualquer papel,

Com base em tiros longos

Outras abordagens devem ser tidas em conta, como a teoria da voz-off do informador durante uma entrevista, a imagem silenciosa falante, a limitação do filme ao público ou a possibilidade de os informadores conversarem (legendagem).

Associado ao nosso empreendimento científico, este quadro concetual e teórico continua a ser muito importante para a análise e compreensão das práticas e orientações ou escolhas terapêuticas individuais feitas pelos indivíduos nos seus diferentes ambientes, razão pela qual o conjunto deste quadro teórico e concetual nos permitiu fazer escolhas analíticas a partir dos dados recolhidos junto dos nossos informantes.

XIII. Plano de trabalho

Nosso trabalho está estruturado e segmentado em quatro capítulos principais: o capítulo um apresenta a área de estudo, o capítulo dois apresenta a aldeia terapêutica e suas características. O capítulo três descreve a prática do tratamento das doenças ósseas e o quarto capítulo analisa as representações e percepções da medicina tradicional e as interacções da aldeia terapêutica.

APRESENTAÇÃO DA ZONA DE ESTUDO
INTRODUÇÃO

O Arrondissement de la Commune de Niete é uma zona agroindustrial situada no sul dos Camarões, perto da costa atlântica, no departamento do Oceano. A abordagem antropológica da investigação exige que o investigador domine o seu espaço de trabalho. No âmbito do nosso estudo sobre a "aldeia terapêutica" de ZE KANE Samuel: práticas de tratamento da o. gonorrhea, é importante apresentar os nossos resultados. Para isso, é importante apresentar brevemente a nossa área de estudo, a fim de conhecer e situar o nosso trabalho no tempo e no espaço. Pensámos, portanto, que seria útil destacar os aspectos essenciais da nossa área de estudo, que é o distrito de Niete. Este capítulo permitir-nos-á dar uma visão organizacional do nosso meio, depois apresentar a localização geográfica e, por fim, os trunfos e as potencialidades deste território.

1. A organização

Para além da plantação de Hevecam, a Commune d'Arrondissement de Niete inclui as seguintes aldeias Adjap, Afan oveng, Akom I, Bidou III, Bifa, Ngog, Nko'olong, Nkolmbonda e Zingui. [e]O distrito de Niete tem uma chefia de 2 graus e 836 grupos Bulu. [er]Seguindo os quatro pontos cardeais, as comunas limítrofes do distrito de Niete são as seguintes: a norte, a comuna de Lokoundje, a nordeste a comuna de Lokoundje, a noroeste a comuna de Lokoundje, a sul a comuna de Campo, a sudeste a comuna de Campo, a sudoeste a comuna de Kribi 1 , a leste a comuna de Akom II e a oeste a comuna de Lokoundje.

A nossa investigação centrar-se-á especificamente na aldeia de Nko'olong, onde ZE KANE Samuel, um médico tradicional, trata as fracturas ósseas.

1.1. Localização geográfica da zona de estudo

A comuna de Niete foi criada pelo decreto n° 95/082 de 24 de abril de 1995 que cria a comuna rural de Niete. A comuna de Niete tem uma população de 40.894 habitantes distribuídos por 28 aldeias, numa superfície de 2.117 km2. Situa-se na região Sul, no departamento do Oceano, na fronteira com o Norte.

A primeira aldeia na entrada ocidental da Comuna (Nkolmbonda) fica a cerca de vinte quilómetros da cidade de Kribi. A Comuna situa-se entre as coordenadas UTM 292000N - 632000E e 324000N - 636000E.

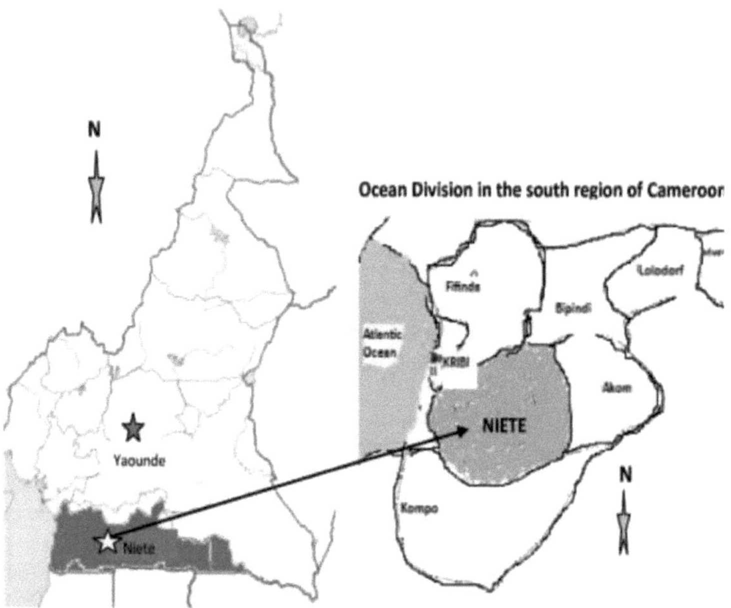

Mapa 1: Localização do distrito de Niete
Fonte: CVUC

1.2. O ambiente biofísico

O meio biofísico do distrito de Niete é constituído pelos seguintes elementos geográficos: clima, solo, relevo e hidrografia.

1.3. O clima

O clima predominante no distrito de Niete é equatorial guineense, com quatro estações: Uma longa estação seca que começa de novembro a meados de março; uma curta estação chuvosa que começa de meados de março a meados de junho; uma curta estação seca que começa de meados de junho a meados de agosto e, finalmente, uma longa estação chuvosa que começa de meados de setembro a novembro. A temperatura média ao longo do ano é de 25°C, a humidade é de 75% por ano e a precipitação varia entre 1800 e 2000 mm por ano.

1.4. Solos

A comuna de Niete apresenta dois tipos principais de solos: os solos ferralíticos e os solos hidromórficos. Os solos ferralíticos mais comuns, utilizados para a agricultura, são relativamente pobres, necessitando de correcções para uma agricultura intensiva ou de períodos de pousio prolongados para permitir a recuperação do solo.

Os solos hidromórficos, menos disseminados, são utilizados para culturas fora de época ao longo das zonas húmidas e das margens dos rios.

1.5. O alívio

O relevo do município de Niete é relativamente plano no interior da plantação de hevevcam, formando um planalto com altitudes entre 20 e 200 metros. O relevo da zona rural é acidentado, com altitudes que podem atingir os 300 metros ao longo dos rios.

1.6. HIDROGRAFIA

O distrito de Niete está situado na bacia atlântica e é atravessado pelos rios Kienke e Lobe, bem como por vários outros cursos de água, nomeadamente o Tyangue e o Niete. O Niete corre ao longo da plantação de Hevecam, através dos centros urbanos da aldeia 2 (V2) e da aldeia 7 (V7), antes de desaguar no Lobe na aldeia 15 (V15). O Kienke corre para norte, atravessando as aldeias de Adjap, Akom I, Nko'olong e Nkolmbonda, formando uma fronteira natural com a comuna de Lokoundje.

1.7. Flora e fauna

A vegetação da comuna de Niete é a da floresta equatorial densa, hidrófila e perenifólia. No entanto, à medida que nos afastamos das povoações e nos dirigimos para o interior da floresta, podemos encontrar florestas secundárias e primárias. É nestas diferentes florestas do distrito que os traditherapeutes penetram para encontrar os elementos essenciais que compõem o remédio necessário para tratar os seus pacientes. As principais espécies florestais do distrito são apresentadas num quadro em anexo.

O município possui também uma grande variedade de fauna, algumas das quais constam de um quadro em anexo.

1.8. O ambiente humano

As fontes escritas e individuais permitiram-nos descrever o ambiente humano, as populações, as relações entre grupos étnicos, as religiões, as actividades económicas e as estruturas sanitárias.

1.9. Marcos históricos

A comuna de Niete foi criada pelo decreto n° 95/082 de 24 de abril de 1995 que cria a comuna rural de Niete. [er]A fim de aproximar os administradores da população de Hevecam, o governo considerou imperativo criar o Distrito de Niete pelo decreto N°92/187 de 1 de setembro de 1992. Pelo decreto n.° 2010/198 de 16 de junho de 2010, o Distrito de Niete tornou-se o Arrondissement de Niete, tendo Adjap como centro administrativo. A unidade administrativa de Niete foi agora transferida para Adjap. Desde a criação da unidade administrativa, o distrito tem o seu terceiro sub-prefeito e o seu segundo presidente da câmara.

1.10. A população

A Comuna do Arrondissement de Niete tem cerca de 40894 habitantes repartidos por 28 aldeias. De acordo com o plano de desenvolvimento comunal de Niete (PCDN), a população comunal é composta por 19137 homens, 11154 mulheres, 5655 jovens entre os 05 e os 16 anos e 4948 jovens com menos de 5 anos. A população da zona de plantação de Hevecam está estimada em 25 437 pessoas, ou seja, 62,20% da população total. Desta população total, há cerca de 3.400 Baguyeli. Os Baguyeli representam apenas 1,85% da população total da Comuna.

1.11. As populações locais Bulu e Baguyeli

Os Bulu são um povo de língua bantu que vive no sul dos Camarões e que faz parte do "complexo Sanaga-Ntem", um grupo étnico mais vasto que inclui também os Beti e os Fang - referidos como "Pahouins" pela maioria dos escritores franceses desde o início do século.

O distrito de Niete é composto por dez aldeias Bulu adjacentes à plantação da HEVECAM, conhecidas como o "agrupamento Bulu Sud". [eme]Estas aldeias formam dez "chefias tradicionais" (conhecidas como chefias de 3 graus), cada uma correspondendo a uma aldeia. Na direção este-oeste, encontramos as chefias Bulu de Nkolmbonda, Bidou III, Nko'olong, Nlozok, Andjek, Angalle, Akom I, Adjap, Zingui e Bifa. Existem quatro principais tribos

Bulu no atual distrito: os Yemeyema (agora em Bidou III, Nko'olong e Akom I), os Yessok (em Adjap), os Yemon (em Zingui e Bifa) e os Essakotan (em Nkolmbonda, Andjek e Angalle). [eme]Estas diferentes comunidades são supervisionadas por uma chefia de grupo dos Bulu do Sul (conhecida como a chefia de 2 graus) situada em Zingui.

A chegada dos Bulu aos Camarões é relativamente recente e deu origem a várias hipóteses (ver Alexandre, 1958; Laburthe-Tolra, 1981; Vansina, 1990). Pensa-se que são originários do Alto Egipto e que estão relacionados com os Zande do Alto Ubangi. A partir do século XVIII, abandonaram a savana, provavelmente sob a pressão dos Peul, e atravessaram o rio Sanaga. Em seguida, avançaram continuamente para sudoeste através da floresta. A sua adaptação a este novo ambiente foi um elemento crucial na sua cultura em mutação; o seu progresso nunca foi uma marcha rápida, mas sim um lento encadeamento de aldeias. A direção constante da sua migração tem sido explicada por motivos religiosos (o pôr do sol é, de facto, a terra dos seus antepassados à qual desejam regressar) ou económicos (os centros comerciais do litoral).

As migrações terminaram no final do século XIX, interrompidas pela administração colonial. Os Bulu foram rapidamente cristianizados e educados, o que levou a que uma grande parte das primeiras elites dos Camarões (nomeadamente as que trabalhavam na administração colonial) fossem Bulu, como o atual presidente Paul Biya ou, no extremo oposto, o escritor Mongo Beti. No entanto, muitos Bulu rurais continuam a seguir um modo de vida tradicional baseado na utilização agrícola da floresta e dos produtos florestais. A floresta parece ser um domínio que o ser humano utiliza para satisfazer as suas necessidades, de forma progressiva e parcimoniosa. Os Bulu praticam uma agricultura itinerante em campos abertos (mandioca, banana, inhame, dendém, amendoim). As chefias de Andjek e Angalle estão agrupadas sob o nome de Afan-Oveng.

Cada família produz o que necessita, cultivando as suas próprias culturas. Um campo familiar típico cobre uma área de 0,3 a 1,5 hectares e é cultivado durante cerca de 2 anos consecutivos, enquanto o pousio dura entre 3 e 10 anos, mas por vezes muito mais. A caça, a pesca e a recolha continuam a constituir uma parte essencial da alimentação.

As culturas de rendimento (cacau, café, látex de hevea, óleo de palma) constituem atualmente uma importante fonte de rendimento. O habitat humano é constituído pelas cabanas de uma família, pelo pátio, pelos animais domésticos e pelas árvores de fruto. A casa é ocupada por um homem e a sua mulher (ou mulheres), os seus filhos e as mulheres dos filhos e netos. Um conjunto de casas constitui uma aldeia, e um conjunto de aldeias constitui uma aldeia.

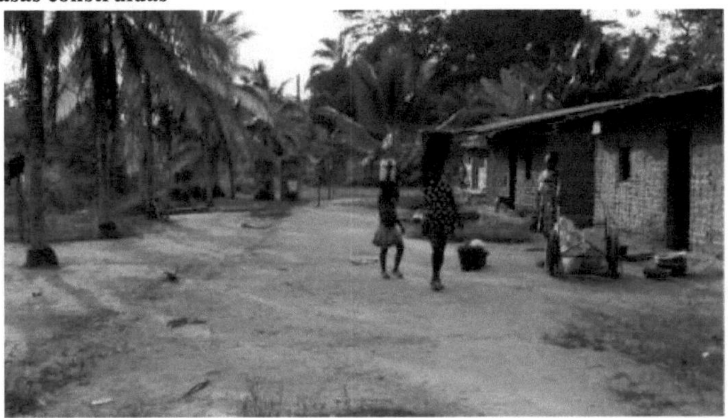

Fonte : *image du terrain photo Meric Zongo le 11 Decembre 2021 Nko 'oOng " village therapeutique*

O Arrondissement de Niete inclui também quatro comunidades Baguyeli "pigmeus", também segundo um eixo norte-sul: Ngola, em (Nko'olong) Nkol-Ekoug, (situada em Adjap), Bomlafenda, e Nyamabande. (situada em Nkolmbonda). Os Baguyeli, também conhecidos como Bakola, são estimados em cerca de 3.400 pessoas. Estão situados no Departamento do Oceano e no noroeste da Guiné Equatorial. Pensa-se que os Baguyeli são originários da bacia do Congo, tendo migrado para esta região por volta de meados do século XIX (Alexandre & Njomkap, 1998). Os Baguyeli, como todos os povos caçadores-recolectores, caracterizam-se tradicionalmente pela sua falta de ancoragem espacial e pelo seu notável domínio do espaço (Biesbrouck, 1999). A dependência quase absoluta da floresta é a razão mais conhecida do semi-nomadismo dos povos "pigmeus", mas a mobilidade pode também ser explicada, consoante os casos, pela morte de um parente, pela pressão demográfica num acampamento, pela competição pelo acesso às mulheres ou para evitar conflitos internos e externos.

As comunidades (ou bandos) Baguyeli estão estruturadas em torno de acampamentos, que constituem o ambiente socioeconómico de base. É a partir deste local que se organizam as actividades de produção/consumo, baseadas na caça e na recolha, mas também, cada vez mais, na agricultura (incluindo as culturas de rendimento como o cacau). Algumas cabanas (por vezes, cerca de dez), habitadas por uma população que pode variar entre 15 e 70 pessoas, geralmente parentes e aliados de diferentes clãs exogâmicos, constituem a comunidade, que funciona numa base notavelmente igualitária.

1.12. A coabitação dos povos Bulu e Baguyeli

A relação entre os Baguyeli e os Bulu (ou, de uma forma mais geral, entre os diferentes grupos pigmeus e os Bantu) desenvolveu-se a partir do momento em que se encontraram através de uma série de trocas de produtos e serviços: culturas alimentares, sal, utensílios de ferro e cerâmica por parte dos Bantu; produtos de caça, mel e medicamentos por parte dos Pigmeus. Estas trocas eram reforçadas pela ligação dos grupos pigmeus aos clãs bantu, no âmbito de um parentesco simbólico. Por conseguinte, antes da colonização, as relações bantu-pigmeus baseavam-se na reciprocidade, mas a procura colonial de produtos florestais específicos (marfim, borracha, etc.), tradicionalmente pouco apreciados pelas populações pigmeus, obrigou os povos pigmeus a contentarem-se uns com os outros. - Mas a procura colonial de produtos florestais específicos (marfim, borracha, etc., tradicionalmente pouco apreciados pelas populações locais), a obrigação de pagar impostos e a necessidade de espaço para a nova cultura do cacau favoreceram a criação de uma relação de forças a favor dos bantu: a relação bantu-"pigmeu" transformou-se então numa relação de soberania, e estes últimos encontram-se ainda hoje politicamente muito marginalizados.

Os cargos de 'chefes' entre os Bulu e os Baguyeli foram criados de raiz pela administração colonial, que procurou utilizá-los como intermediários e líderes comunitários. Foi também neste contexto que se deu a sedentarização forçada dos povos bantu e pigmeu ao longo das estradas, no âmbito das políticas coloniais e pós-coloniais destinadas a melhorar o controlo sobre as populações subjugadas: foram assim criados os chamados chefes tradicionais. No Arrondissement de Niete, as populações Bulu e Baguyelis são unânimes.

1.13. Religiões

Existem quatro religiões principais no distrito de Niete. Os cristãos, os muçulmanos, os budistas/hindus e os animistas. Entre os cristãos, há três denominações principais. As igrejas tradicionais, as Testemunhas de Jeová e as chamadas igrejas revivalistas:

Quanto às denominações cristãs, existem seis principais igrejas protestantes, incluindo a Eglise Presbyterienne Camerounaise (EPC), a Eglise Presbyterienne Camerounaise Orthodoxe (EPCO), a Eglise Evangelique du Cameroun (EEC), a Eglise Jean Baptiste du Cameroun (EJBC), a Eglise Adventiste du Cameroun (EAC) e a Congregation Baptiste du Cameroun (CBC), que está atualmente a ser criada.

Estas encontram-se em quase todas as aldeias da Comuna e os seus seguidores incluem a maioria da população indígena Bulu da Comuna. Só a EPC representa quase 60% dos crentes protestantes entre os Bulu de Niete, seguida pela EPCO (30%). As outras quatro representam cerca de 10%, e há também uma elevada proporção de protestantes na plantação. 30% dos trabalhadores da HEVECAM afirmam pertencer a uma destas denominações. Os protestantes representam assim cerca de 40% da população da comuna de Niete.

A Igreja Católica Romana A Igreja Católica Romana tem cerca de 15% dos seus fiéis entre a população indígena de Niete. Conta igualmente com uma boa parte da comunidade de trabalhadores da HEVECAM, também com cerca de 15%. Os 15% das comunidades da comuna são, portanto, católicos.

Testemunhas de Jeová: As Testemunhas de Jeová (TJs) têm os seus principais seguidores (95%) na comunidade de trabalhadores da HEVECAM. 5% da população indígena também se identifica com esta denominação religiosa. Podemos, portanto, estimar um número de 5% de Testemunhas de Jeová em Niete.

As igrejas revivalistas A HEVECAM tem dois ramos de igrejas revivalistas:

A Igreja Pentecostal (EP) e a Igreja Apostólica (EA). Elas estão principalmente sediadas na área de plantação da HEVACAM, onde atraem a maioria dos seus seguidores entre os trabalhadores da concessão. Cerca de 65% dos trabalhadores da HEVECAM estão nas igrejas revivalistas. Há tantas variantes destas denominações que não é possível mencioná-las todas: três em particular destacam-se: A Igreja Pentecostal anglófona; a Igreja Pentecostal francófona; a Igreja Apostólica e a Igreja Pentecostal MARANATHA (EPM). 30% da população da comuna de Niete pertence às igrejas revivalistas.

Muçulmanos: A maioria dos muçulmanos é originária do Norte dos Camarões e pertence ao grupo étnico BAMOUN. Há cerca de 4% de muçulmanos em Hevecam, onde praticam a sua fé na mesquita da aldeia 07 de Hevecam (V7).

Animistas O animismo encontra-se apenas no conjunto das comunidades pigmeus

(BAGUYELI) e num bom número de nacionais "KIRDI" do extremo norte, a maior parte dos quais são trabalhadores da HEVECAM. Isto significa que cerca de 5% dos cidadãos da HEVECAM são animistas.

Budistas/Hindus: A maioria dos cidadãos asiáticos que possuem a HEVECAM-GMG são budistas. O budismo é a religião por excelência no seu país de origem e não têm representação oficial ou local de culto para as suas crenças. Os ritos e celebrações das suas crenças são efectuados exclusivamente em casa. 1% dos cidadãos da Niete são budistas.

1.14. A cultura

Em toda a comuna, não existe praticamente nenhum espaço de expressão cultural. Existem apenas alguns equipamentos pertencentes às associações culturais de populações de outras regiões do país, como a cabana cultural dos habitantes de Bandjoun e a cabana de palaver dos habitantes do Sudoeste, ambas situadas na aldeia 7 (V7) da plantação. No resto da comuna, verificou-se uma perda de valores culturais devido à falta de infra-estruturas culturais, à ausência de diálogo intergeracional, o que contribuiu para o desaparecimento de um bom número de práticas e danças (Mbaya, Tourne, etc.); à irregularidade das manifestações culturais, que foram substituídas pela extraversão e pela depravação da cultura local, à criminalidade e à falta de atractivos turísticos para capitalizar o património cultural da comuna. Existem, no entanto, planos para a realização de actividades culturais (1 feira por ano), mas que ainda não encontraram uma forma de arrancar, como a construção de um centro cultural em Baguyelis, o apoio à divulgação do património cultural e do saber-fazer local das comunidades da comuna.

1.15. Actividades económicas

A principal atividade económica é a agricultura. A cultura da hevea está muito difundida na comuna e é complementada por outras actividades como a criação de gado, o comércio em pequena escala, o artesanato e a caça. Em geral, a agricultura de subsistência é praticada no meio rural pelas populações das aldeias.

Agricultura: é praticada por homens, mulheres e jovens. Os homens cultivam hevea, óleo de palma, cacau e banana-da-terra. As mulheres cultivam culturas alimentares como o milho, a mandioca e o inhame. Os Baguyelis cultivam culturas de subsistência à volta dos seus acampamentos.

Criação: nas plantações de hevecam, os empregados criam porcos em currais. Os habitantes da zona rural e os Baguyelis praticam uma pecuária tradicional.

Silvicultura: registou-se um aumento da serração não regulamentada de espécies florestais, da procura de lenha e da utilização destes recursos florestais para fins alimentares e medicinais.

Caça: a caça grossa é praticada no Campo Ma'an e arredores e a caça tradicional na zona rural.

Comércio: lojas, estabelecimentos de bebidas, pequenas empresas de subsistência e venda de produtos florestais não lenhosos são as principais actividades comerciais da comuna. No final de cada mês, realiza-se um mercado regular em Nlongo, na plantação de Hevecam, onde as pessoas da zona rural e da plantação compram géneros alimentícios.

Artesanato: as populações da comuna do bairro de Niete dedicam-se à cestaria e ao fabrico de redes de pesca.

Serviços bancários: o fluxo financeiro da comuna é assegurado por instituições de microfinanciamento, tais como as uniões expresso, a MC2, os correios, as tontinas e as reuniões lucrativas.

Transportes: os transportes são assegurados por mototáxis e clandos. O acesso a algumas localidades é difícil devido à falta de estradas adequadas, o que aumenta o número de acidentes com veículos de duas rodas.

1.16. Estabelecimentos de saúde

As questões de saúde são tratadas por várias estruturas de saúde estatais, religiosas e tradicionais. A cidade sede do distrito dispõe de um centro médico distrital (CMA) não equipado e a falta de pessoal médico abrange toda a zona rural e parte da comuna de Akom II, com três centros de saúde (Akok, Akom I e Zingui). A zona de plantação dispõe de um hospital e de um centro de saúde da igreja. O hospital de referência para a CMA de Adjap é o hospital distrital de Kribi. O acesso a cuidados de saúde de qualidade é difícil devido a infra-estruturas deficientes, à falta de produtos farmacêuticos, à insuficiência de pessoal de saúde especializado, à pobreza e à perda de vidas humanas, o que leva, em muitos casos, ao recurso à farmacopeia tradicional (aldeias terapêuticas) e a medicamentos de rua.

CONCLUSÃO

Em suma, este capítulo consiste em apresentar a nossa zona.
de estudo, situando-o no mapa nacional dos Camarões. O Arrondissement de Niete é uma comuna cosmopolita, com um vasto leque de trunfos e potencialidades, e a sua curiosidade interessa a muitos investigadores de vários domínios. Sendo a doença um facto universal, somos por isso chamados a observar as práticas de uma estrutura de saúde tradicional que presta cuidados a pacientes que sofrem de doenças ósseas quando ocorrem casos de fracturas ósseas. E a "aldeia terapêutica" de ZE KANE, enquanto única estrutura de saúde tradicional especializada que presta cuidados a doentes que sofrem de fracturas no bairro de Niete, é um caso a observar do ponto de vista antropológico. Esta apresentação da nossa área de estudo permite-nos circunscrever o nosso estudo no espaço e no tempo para nos podermos orientar melhor.

CAPÍTULO II

ALDEIA TERAPÊUTICA DE ZE KANE

INTRODUÇÃO

A OMS define a medicina tradicional como compreendendo várias práticas de saúde, abordagens, conhecimentos e crenças que incorporam medicamentos à base de plantas, animais e/ou minerais, tratamentos espirituais, técnicas manuais e exercícios, aplicados isoladamente ou em combinação para manter o bem-estar, tratar, diagnosticar ou prevenir doenças. A medicina tradicional ocupa um lugar importante, a par da medicina moderna, no tratamento das doenças ósseas nos Camarões, estando intimamente ligada ao mundo sociocultural e profundamente enraizada nos costumes da sociedade camaronesa. Os aspectos médicos da medicina tradicional são, de um modo geral, semelhantes aos da medicina moderna. Faz diagnósticos, presta cuidados e tratamentos e dá conselhos. Tendo em conta as numerosas complicações que daí resultam, é importante para nós olhar para o trabalho efectuado por ZE Kane e pelo seu filho MONAYONG Martin, para ver como as doenças ósseas são tratadas. Embora a OMS tenha implementado, desde 2002, uma estratégia para integrar a medicina tradicional nos sistemas nacionais de saúde, esta prática continua a ser ilegal e mal compreendida no nosso país. Do mesmo modo, os textos relativos à investigação sobre os indivíduos não foram promulgados, o que dificulta a investigação sobre os indivíduos. A "aldeia terapêutica" de ZE KANE Samuel, uma unidade especializada na reparação dos ossos, trata vários tipos de fracturas ou doenças ósseas. Este capítulo apresenta esta unidade de saúde tradicional e o seu funcionamento.

II. Apresentação e localização da aldeia terapêutica ZE KANE

A unidade de saúde tradicional ZE KANE (aldeia terapêutica) é uma unidade de saúde tradicional especializada na reparação de traumatismos (doenças ósseas: luxação, entorse, fratura por deslocação, etc.). A unidade está situada em Nko'olong. Trata-se de uma aldeia do arrondissement de Niete, no departamento do Oceano, região sul dos Camarões. Saindo de Kribi, toma-se a estrada para Akom II. A aldeia de Nko'olong situa-se a 19 km da cidade de Kribi, na estrada que precede o cruzamento de Hevecam SA. O edifício foi construído há cerca de trinta anos e tem capacidade para oito a dez pacientes. O edifício é feito de terra batida e está subdividido em dois compartimentos, um dos quais é um dormitório ou espaço reservado aos doentes, enquanto o outro serve de cozinha para as refeições dos doentes. No interior do edifício, as camas do dormitório estão dispostas em duas filas, cada uma com quatro camas por fila, distanciadas entre si menos de um metro. À chegada, os doentes escolhem a cama em que vão passar o resto da sua estadia. Os pacientes não dispõem de espaço e mesas suficientes para os seus pertences. Estes pertences são geralmente colocados também nas camas dos pacientes. A área da cozinha tem utensílios de cozinha e alimentos para os doentes. O terapeuta tradicional forneceu aos seus pacientes tudo o que eles precisam, como bacias e baldes para armazenar água. No exterior do edifício, um grande pátio separa a sala de estar do terapeuta da zona de receção dos doentes. Este pátio está plantado com coqueiros, que os pacientes podem colher à vontade, como diz o nosso informador: *"Não é bom para o teu estranho ir pedir o que tens"*.

Foto 3: *Aldeia terapêutica ZE Kane*

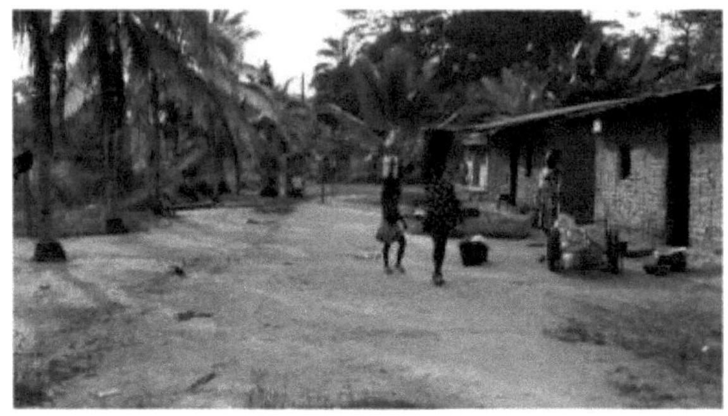

Fonte : *foto Meric Zongo le 11 Decembre 2021 Nko'olong " village therapeutique.*
Nas traseiras do edifício há uma plantação de cacau com outras árvores de fruto, como o abacate e a manga, bem como um bloco sanitário no interior da plantação de cacau.

Mapa 2: Localização da aldeia terapêutica no distrito de Niete

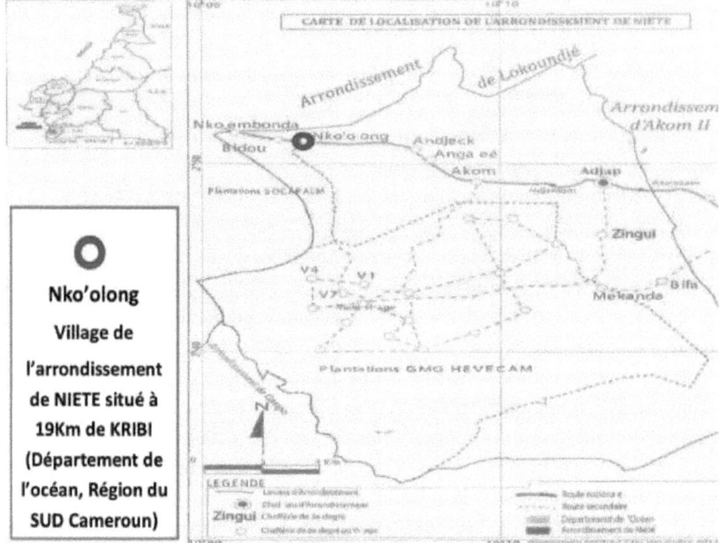

Fonte: CVUC

II.1 A estrutura da aldeia terapêutica

O edifício foi construído há cerca de trinta anos. Trata-se de um edifício de taipa dividido em dois compartimentos, um dos quais é um dormitório ou espaço reservado aos doentes, enquanto o outro serve de cozinha para as refeições dos doentes.

1.1.1. . O interior

No interior do edifício, a zona dos dormitórios está dividida em duas filas de camas, com quatro camas em cada fila, separadas por menos de um metro. À chegada, os pacientes escolhem a cama em que vão passar o resto da sua estadia. Os pacientes não dispõem de mesas suficientes para colocar os seus pertences. Estes pertences são geralmente também colocados nas camas dos pacientes.

A área da cozinha tem utensílios de cozinha e armazenamento de alimentos para os pacientes. O terapeuta fornece aos seus pacientes tudo o que precisam, como tigelas e baldes para guardar água, e panelas e pratos para comer.

II.1.2. O exterior

O exterior da estrutura em frente é um grande pátio que separa a sala de estar do terapeuta e a estrutura que recebe os pacientes. Este pátio está plantado com coqueiros, que os pacientes podem colher à vontade, porque, como diz o nosso informador, "não é *bom que o teu estranho vá pedir o que tens"*.

Atrás da estrutura encontra-se um cacaual com outras árvores de fruto, como o abacateiro e a ameixeira, e um bloco sanitário no interior do cacaual.

11.2.   Acolhimento dos doentes

A unidade de tratamento de doenças ósseas ou "aldeia terapêutica" ZE KANE recebe dois tipos de doentes, cujo itinerário varia consoante a doença e o tratamento efectuado. De facto, existem dois tipos de doentes: os doentes documentados e os doentes não documentados.

11.2.1. A área de receção

O paciente que chegou apresenta-se a si próprio ou aos membros que o acompanham. Se o paciente tiver alguns documentos para apresentar, como um documento médico ou uma receita, apresenta-os ao terapeuta, que faz perguntas sobre o período do traumatismo.

11.3.   Tipos de doenças ósseas

A unidade de traumatologia tradicional de ZE Kane é especializada no tratamento das doenças que afectam os ossos. Qualquer que seja o tipo e a estrutura do traumatismo, os pacientes podem ser tratados com as propriedades terapêuticas das plantas medicinais utilizadas na aldeia terapêutica ZE Kane. Os pacientes que chegam são vítimas de fracturas, entorses, luxações e deslocamentos. Em suma, são pacientes cujo corpo sofreu um choque ou um traumatismo que requer uma intervenção terapêutica. Na "aldeia terapêutica" de ZE Kane, as fracturas traumáticas são as lesões mais comuns, em primeiro lugar devido ao carácter agudo e ruidoso do traumatismo, o que leva os pacientes a consultar um terapeuta tradicional mais frequentemente no rescaldo imediato do traumatismo. As lesões traumáticas podem, portanto, ter uma evolução espontânea favorável, levando os pacientes a acreditar, com ou sem razão, na eficácia do terapeuta. Estas lesões são muito variadas, nomeadamente nos casos em que o diagnóstico é evidente ou em que o paciente apresenta imagens radiográficas, como as fracturas articulares, as fracturas extra-articulares, as luxações e as entorses. Assim, os terapeutas podem observar todo o tipo de patologias músculo-esqueléticas, desde as mais simples às mais graves. As lesões traumáticas situam-se sobretudo nos membros, com maior percentagem nos membros inferiores. No decurso do nosso estudo, verificámos que as lesões dos membros inferiores incidiam principalmente na perna e na tíbia, em consequência de quedas acidentais e de descuidos na via pública, que representavam uma grande percentagem dos doentes que consultaram os médicos de família. Quanto à lateralidade, o lado direito foi o mais afetado, o que corresponde à população em geral, maioritariamente destra no nosso país. O quadro seguinte resume os 23 casos de traumatismo e os locais de lesão dos pacientes tratados na aldeia terapêutica ZE Kane durante o período abrangido pelo nosso estudo.

1.1.1.   . Deslocação

Luxação: Perda de contacto entre as superfícies articulares. A luxação, vulgarmente conhecida como deslocamento, é a deslocação completa de uma articulação. Este traumatismo caracteriza-se por uma perda de contacto entre as duas superfícies: os ossos que formam a articulação estão completamente separados. Quando a perda de contacto é parcial, fala-se de subluxação.

A luxação pode ser acompanhada de um traumatismo dos ligamentos ou da cartilagem da articulação, provocando instabilidade ou artrose. Em geral, as luxações ocorrem em vários locais: nas articulações do ombro, do joelho, do cotovelo, da mão, da anca e dos dedos. São causadas por choques traumáticos: frequentemente durante actividades desportivas de combate ou de ginástica, quedas acidentais e instabilidade ou subluxação repetidas na mesma pessoa. A determinação caraterística pode ser resumida da seguinte forma: uma dor aguda na articulação, uma sensação de estalido no momento do traumatismo, uma incapacidade de utilizar a articulação. O choque provoca então uma sensibilidade ao tato e a articulação deforma-se, torce-se ou desloca-se, com uma descoloração ou, por vezes, uma perda de sensibilidade do doente. Durante a nossa investigação, três doentes sofreram luxações ligamentares. Um no joelho direito, um no tornozelo esquerdo e um no polegar esquerdo.

1.1.2. . Entorse

Distensão ou rotura do ligamento, ausência de deslocação óssea. De um modo geral, é uma lesão dolorosa causada pelo alongamento ou rotura de um ligamento. Segundo o dicionário Larousse francês, trata-se de uma lesão traumática de uma articulação resultante da sua distorção súbita, com alongamento (entorse ligeiro) ou rutura (entorse grave) dos ligamentos. Segundo o dicionário médico, é uma lesão articular traumática causada pela distorção súbita de uma articulação (sem deslocação duradoura das superfícies articulares), acompanhada de alongamento ou rotura dos ligamentos. Para nós, uma entorse ocorre quando os ligamentos que ligam um osso a outro podem ser rasgados nas articulações. Registámos um caso durante o nosso tempo no terreno. O doente em questão era EVE'E JEAN YVES.

1.1.3. . Entorse

De acordo com o dicionário médico, trata-se de uma distensão violenta e acidental dos ligamentos (um ligamento é uma espécie de cabo que une duas peças de osso que formam uma articulação, contribuindo assim para a estabilizar) de uma articulação.

1.1.4. . Fracturas

Uma fratura ou fratura de fratura pode ser vista como uma rutura do osso ou da cartilagem dura, na maioria das vezes em consequência de um traumatismo direto ou indireto (impacto, queda, torção). Classificada como um traumatismo de origem acidental, a OMS define-a como uma complicação da doença osteoporótica que pode ser simples (fechada), quando o osso não é exteriorizado pelo traumatismo, ou exposta (aberta), quando a lesão arrancou o tecido que cobre o osso ou quando um dos fragmentos do osso fracturado perfura a pele, o que varia em função do impacto e do indivíduo na sequência de um traumatismo ou, mais raramente, na sequência de uma patologia em que pode fender ou partir-se em vários segmentos. De acordo com o Micro Robert citado por TCHOUMI (2021), uma fratura é uma rutura num osso ou na crosta terrestre. As fracturas ósseas incluem vários sinais etiológicos que podem ser agrupados em dois tipos:

Fracturas traumáticas: são as fracturas mais comuns causadas por actividades quotidianas.

As fracturas patológicas: são fracturas que ocorrem quando o osso está enfraquecido (osteoporose, fracturas osteolíticas).

Em ambos os casos, têm características muito diferentes e evoluem de formas muito diversas, consoante a sua localização e situação no próprio osso. Dependendo do mecanismo pelo qual ocorrem, as fracturas podem ser o resultado de um traumatismo direto: provocado por quedas, choques, impactos de agressão, ou de um traumatismo indireto, que é provocado quer por torção, quer por compressão... E podem ter outras lesões por cima ou por baixo (entorse). As fracturas de fadiga ocorrem muito frequentemente na sequência de esforços repetidos sobre os ossos. São comuns nas metástases e são mais frequentemente observadas nos grandes desportistas. No entanto, só podem ser confirmadas através de uma cintigrafia óssea.

11.4. Mecanismos de fratura

No decurso deste estudo, constatámos que existem dois mecanismos de fracturas traumáticas:

Mecanismo direto: ocorre quando o osso é quebrado por impacto. O traumatismo afecta em primeiro lugar os tecidos moles periféricos (em especial a cobertura cutânea), que podem ser gravemente danificados (sobretudo em caso de esmagamento).

Mecanismo indireto: o osso cede à distância do ponto de aplicação do traumatismo, o que, consoante o caso, provoca uma compressão, uma flexão ou uma torção do osso (por exemplo, fratura do cotovelo na sequência de uma queda sobre o pulso; fratura da perna, com o pé preso ao solo, enquanto o membro inferior se torce sobre o seu eixo). Em geral, uma fratura é definida pelo seu local, pelas linhas de fratura, pelo número de fragmentos e pela sua deslocação. O local da fratura: Em primeiro lugar, a sua identidade, por exemplo (fratura da clavícula, fratura do fémur, fratura do perónio e, mais precisamente, a sua localização no osso: fratura diafisária (por exemplo, no terço médio ou inferior), fratura metafisária ou epifisária e, neste caso, a fratura pode ser articular ou extra-articular, fratura apofisária.

A linha de fratura: Raramente é incompleta, afectando apenas uma cortical óssea (por exemplo, a fratura em madeira verde nas crianças: uma cortical óssea é partida, a outra é simplesmente inflectida). Na maioria das vezes é completa, envolvendo ambas as corticais e separando os fragmentos. Fratura simples: fratura bi-fragmentária, a linha é única e separa os dois fragmentos, um proximal e outro distal. Pode ser oblíqua ou em espiral: a superfície de contacto entre os dois fragmentos separados é maior, mas estes deslizam mais facilmente um sobre o outro (fratura instável).

A fratura multifragmentária complexa: é definida por várias características de fratura, como a fratura trifragmentária (exemplo: fratura da tíbia com um terceiro fragmento pequeno em "asa de borboleta") observada num dos nossos informadores através do seu cliché. Da mesma forma, uma fratura de dupla fase: as duas fracturas superiores e inferiores isolam um fragmento intermédio, que muitas vezes tem um fornecimento de sangue inadequado. As fracturas multifragmentárias envolvem 4 ou 5 fragmentos ou mais (fratura cominutiva). Os fragmentos são muito numerosos e pequenos, e a reconstrução cirúrgica do puzzle ósseo é impossível.

Deslocação dos fragmentos: As fracturas sem deslocamento são raras

Deslocamento das fracturas diafisárias: angulação no plano frontal (valgo, varo) ou no plano sagital (recurvatum, flexum). Translação no plano frontal (medial, lateral) ou no plano sagital (anterior, posterior). Sobreposição: elevação de um fragmento em relação ao outro (o que significa encurtamento). Offset: rotação ao longo do eixo longitudinal do osso. O fragmento inferior roda externa ou internamente em relação ao fragmento superior, fazendo com que o segmento do membro a jusante rode na mesma direção.

Deslocamento das fracturas articulares: assentamento do tecido ósseo (e colapso de uma superfície articular correspondente). Separação de uma parte da epífise articular por uma linha vertical ou oblíqua. Estes dois tipos "básicos" de deslocação podem ser isolados ou combinados. Em ambos os casos, modificam o perfil da articulação. Estas diferentes estruturas e perfis de fratura foram observados nos clichés que nos foram apresentados pelos pacientes.

11.5. Tipos de lesões

Na "aldeia terapêutica" de ZE Kane, as fracturas traumáticas eram as lesões mais frequentes, devido ao carácter agudo e ruidoso do traumatismo, o que levava os pacientes a consultar o médico na maioria das vezes imediatamente a seguir. As lesões traumáticas podiam ter uma evolução espontaneamente favorável, levando os pacientes a acreditar, com ou sem razão, na eficácia do terapeuta. Estas lesões eram muito variadas, nomeadamente nos casos em que o diagnóstico era evidente e o paciente apresentava radiografias, constatámos fracturas articulares, fracturas extra-articulares, luxações e entorses. Assim, no decurso da sua prática, o terapeuta pôde observar todas as afecções do sistema músculo-esquelético, das mais simples às mais graves.

11.5.1. A sede da lesão traumática

As lesões traumáticas afectaram principalmente os membros, com uma percentagem mais elevada nos membros inferiores. No decurso do nosso estudo, verificámos que as lesões dos membros inferiores incidiram principalmente na perna e na tíbia. As quedas acidentais e os descuidos na via pública foram responsáveis por uma grande percentagem de doentes que consultaram os traditherapeutes. Relativamente à lateralidade, o lado direito foi o mais afetado, o que corresponde à população em geral, maioritariamente destra no nosso país.

Tabela 1: Representação das fracturas por local da lesão

Natureza do mal em Bulu	Natureza do mal em francês	Sede da lesão	homens	mulheres	crianças	total
Mvou'ou	fratura	Braço	01	01	01	03
Mvou'ou	fracturas	clavículas	02	00	00	02
Mvou'ou	fratura	Tíbia e perone	04	00	00	04
Mvou'ou	fracturas	fémures	02	06	00	08
Mvou'ou	fracturas	Coluna vertebral	01	00	01	01
Dou'ou	estirpes	tornozelo	01	01	00	02
Dou'ou	entorse	O polegar	01	00	00	01
Dou'ou minsis	deslocação	tornozelo	00	01	00	01
Dou'ou minsis	Joelho	joelho	00	01	00	01
Total						23

CONCLUSÃO

A ocorrência de uma fratura não espera, é geralmente um caso acidental que, em função dos meios disponíveis e das infra-estruturas de cuidados disponíveis, dirige ou orienta a escolha do tratamento do paciente. Alguns casos são encaminhados para os hospitais assim que o traumatismo ocorre, enquanto outros optam por um tratamento tradicional em "aldeias terapêuticas", como é o caso dos pacientes que se dirigem a ZE KANE para o tratamento de doenças ósseas.

CAPÍTULO III

TRATAMENTO DAS FRACTURAS ÓSSEAS
NA ALDEIA TERAPÊUTICA DE ZE KANE

INTRODUÇÃO

No seu artigo *"La description en actes. Que decrit-on, comment, pour qui?"* Yannick Jaffre (2003:6) escreveu: *"a atividade de descrição é apresentada como consistindo em estabelecer uma relação direta com o mundo. Descrever é dizer as coisas como elas são, tendo o cuidado de não as "acrescentar" com as suas próprias ideias ou sentimentos. Entendida desta forma, esta atividade opõe-se a outras mais "subjectivas" e supostamente mais complexas, como a imaginação ou a interpretação.* Neste capítulo, queremos mostrar como ZE KANE Samuel e o seu filho MONAYONG Martin cuidam dos pacientes com doenças ósseas que chegam à sua unidade de doenças ósseas, que é a "aldeia terapêutica" de ZE KANE Samuel. Para melhor apoiar a nossa descrição, esta será apresentada em diferentes sequências. Começaremos por caraterizar a nossa população de estudo, seguindo-se as actividades ligadas à prestação efectiva de cuidados.

III. Caracterização da população em estudo e necessidades do pessoal de cuidados.

Na "aldeia terapêutica" de ZE KANE, dois membros do pessoal trabalham nesta estrutura de saúde tradicional: ZE KANE Samuel e o seu filho MONAYONG Martin. Pai e filho trabalham juntos nos casos dos pacientes. O pai transmite os seus conhecimentos terapêuticos ao filho, que já trabalha a tempo inteiro quando está no local. Quando o filho está ausente, o pai trata os doentes.

III.1 Identificação do pessoal de enfermagem da "aldeia terapêutica"
III.1.1. O terapeuta ZE KANE Samuel (Ator N°1).

O avô ZE KANE Samuel nasceu a 20 de junho de 1930 em Nko'olong. Filho de KANE MONAYONG e de NYAGONE Ether, era um residente de Yedjok na sua aldeia natal. Depois de concluir o ensino secundário no Colégio Adventista de Nanga-Eboko, ZE KANE Samuel formou-se como contabilista em Ebolowa. Depois de obter o seu diploma, começou por trabalhar em lojas, geriu o seu próprio pequeno negócio, depois foi trabalhar para a FAO em Kribi, deixando a FAO para criar o seu próprio negócio. Depois, foi trabalhar para a SICK e, mais tarde, tornou-se fiador na SCHEL KRIBI, onde trabalhou como gestor de fiadores. E quando o pai viu que ele já estava no fim da vida, disse-lhe: *"Meu filho, vou morrer em breve, vem tomar conta da aldeia".* Cumprindo o desejo do pai, abandonou o seu trabalho e perdeu todo o dinheiro que tinha investido no negócio. Em 1960, ZE KANE Samuel mudou-se para a aldeia de Nko'olong e casou-se com a sua primeira mulher, Ada Marie, com quem teve um filho. Hoje, com 94 anos e viúvo, dedica-se a transmitir todos os seus conhecimentos terapêuticos ao seu filho e às suas actividades religiosas adventistas em Nko'olong.

1.1.2. 2. O terapeuta MONAYONG Martin (Actores n.º 2)

Martin MONAYONG nasceu em: 20 de junho de 1960 em Nko'olong. É casado e tem vários filhos. Filho de ZE KANE Samuel e de ADA Marie. Depois de concluir os estudos secundários, saiu à procura de trabalho. Começou como professor temporário no IRAD de Nko'olong, depois foi recrutado como professor assistente auxiliar para trabalhar no Extremo Norte. Em 1985, passou no concurso para professores auxiliares. Após a sua formação, começou por trabalhar em Dschang, mas depois de alguns problemas administrativos, regressou à aldeia, tendo sido readmitido pela HEVECAM.SA como Diretor de Escola em 18 de março de 1992, onde permaneceu até 2020, altura em que se reformou e trabalha agora a tempo inteiro como terapeuta de doenças ósseas em Nko'olong há dois anos.

111.2. Apresentação dos doentes (Actores)

Na nossa produção cinematográfica, escolhemos uma paciente chamada EYOMAN Christiane. Nasceu a 09/03/1976 em Kribi. Viúva e mãe de dois filhos. Após os estudos secundários, casou-se e formou-se como cabeleireira e esteticista. Em 2007, perdeu o marido. Atualmente, trabalha como cabeleireira em Kribi e gere a sua pequena criação de aves em Bidou III. Encontrou-se em Nko'olong, na "aldeia terapêutica" ZE KANE, na sequência de uma queda acidental em que sofreu um choque traumático. Christiane foi escolhida porque o seu processo de cura estava a decorrer enquanto recolhíamos dados no terreno.

Para uma visão holística da prática de cuidados nesta "aldeia terapêutica", e a fim de contrastar os nossos dados, um estudo retrospetivo ao longo de três meses consecutivos, de novembro de 2021 a janeiro de 2022, permitiu-nos entrevistar vinte e nove (29) outras pessoas, incluindo dezoito (18) pacientes, seis (06) guardas, sete (07) idosos e dois (02) profissionais de saúde da Adjap Yessok CMA.

Os critérios de inclusão foram a escolha do tratamento tradicional do traumatismo na "aldeia terapêutica" de ZE KANE, a etnia, o sexo e a idade do paciente. Os critérios de não inclusão foram os pacientes que não receberam tratamento tradicional na "aldeia terapêutica" de ZE KANE, os pacientes que foram tratados fora do período de estudo e os pacientes que foram tratados num hospital. A nossa amostra foi constituída principalmente por pessoas com fracturas com idades compreendidas entre os 04 e os 85 anos, pessoal de saúde da aldeia terapêutica, pessoal de saúde do CMA da Adjap, enfermeiros doentes e idosos, a fim de compreender as razões fundamentais da escolha do tratamento tradicional das fracturas e das práticas de cuidados das doenças ósseas nesta aldeia terapêutica.

111.3. As exigências da aldeia terapêutica

Os pacientes que procuram os terapeutas ZE Kane e o seu filho estão sujeitos a um determinado número de regras e protocolos ao longo do tratamento:

Consoante o caso do doente ou o local da lesão, este necessitará de um enfermeiro. Esta pessoa é responsável por acompanhar o doente em todas as suas actividades. Isto para garantir que o doente não mexe demasiado no local da fratura, o que pode levar a complicações.

Comprar um recipiente de massagem. Cada paciente tem o seu próprio recipiente de massagem para reduzir o risco de transmissão de doenças infecciosas.

Lâminas para incisões. Cada doente é responsável por manter estas lâminas limpas e protegidas durante todo o processo de tratamento.

O kit de pequeno-almoço do terapeuta (um pacote de açúcar, uma lata de leite líquido, uma lata de matinal).

A "Toufa": trata-se de uma soma simbólica que o terapeuta pede aos pacientes para pagarem antes de irem para o mato à procura de medicamentos. Esta "Toufa" ascende a cinco mil francos para ZE KANE e para o seu filho MONAYONG Martin.

Quando tudo estiver disponível, o terapeuta pode começar a procurar o medicamento.

111.4. A ORIGEM DO CONHECIMENTO E OS ELEMENTOS DO CUIDADO

III.4.1. Origem do conhecimento

O tratamento do trauma na "aldeia terapêutica" de Ze Kane é uma herança familiar transmitida de geração em geração, de pai para filho. Kane Monayong, o pai de ZE Kane, transmitiu os conhecimentos terapêuticos do tratamento de traumatismos ao seu filho aos 10 anos de idade, e ZE Kane, por sua vez, iniciou o seu filho Monayong Martin aos 12 anos de idade, que também planeia transmitir os conhecimentos terapêuticos do tratamento de traumatismos aos seus filhos. Desde que transmitiram os seus conhecimentos em matéria de tratamento ósseo, ZE Kane e o seu filho introduziram novas ferramentas para o tratamento de doentes vítimas de traumatismos, para se manterem a par dos tempos actuais. É o caso do clique de raio-X, que no passado não era exigido aos pacientes, mas que agora é uma ferramenta "obrigatória", exigida aos pacientes antes de poderem receber qualquer tratamento. Esta exigência de um clique contribui para uma prática eficiente. O local da fratura é "quase" localizado e o terapeuta pode então utilizar os seus conhecimentos para utilizar estratégias de imobilização do local da lesão e começar a tratar o doente.

III.4.2. ELEMENTOS DOS CUIDADOS

Nesta secção, descrevemos a composição do remédio utilizado na aldeia terapêutica e os instrumentos de imobilização de fracturas utilizados pelos profissionais.

III.4.2.1. O "Ndoup

Ndoup" é o nome principal do medicamento utilizado para tratar os traumatismos na "aldeia terapêutica" de ZE Kane. O "Ndoup" é um pó preto composto por quatro elementos. Cada um destes elementos tem um papel a desempenhar no tratamento dos pacientes que sofrem de traumatismos, incluindo um que os nossos informadores tiveram a amabilidade de nos mostrar durante a preparação. Trata-se do "Ndik", o elemento principal, cuja utilização segue o seguinte protocolo: O terapeuta procura os "Ndik" (cipós) na floresta, corta-os em vários pedaços pequenos, que deixa secar no sótão por tempo indeterminado, retirando-os do sótão sempre que precisa deles para preparar o "Ndoup". Os outros três ingredientes utilizados na preparação do medicamento são segredos partilhados apenas pelos terapeutas. Uma vez reunidos todos os ingredientes e produtos, o terapeuta pode preparar o medicamento. Depois de o "ndik" ter secado bem, o praticante tradicional pega nos pedaços e coloca-os no fogo para obter as brasas, que são depois retiradas e esmagadas para obter um pó preto. Este pó é combinado com três outros elementos para constituir o remédio utilizado na aldeia terapêutica de ZE Kane, um remédio conhecido na língua Bulu como "ndoup", que significa pó.

Foto 4: o Ndoup

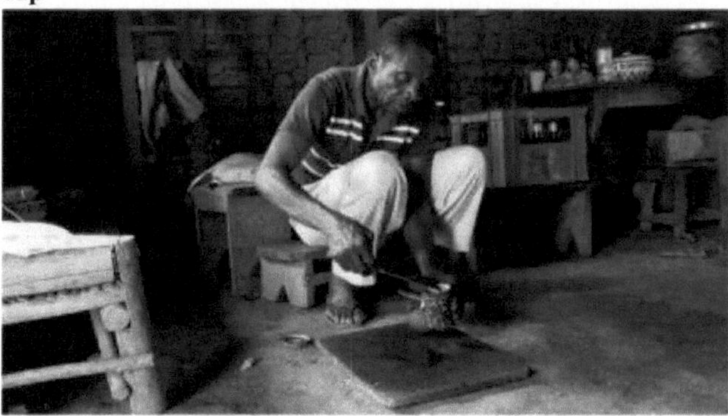

Fonte: *image du terrain photo Zongo Meric le 10/12/2021.Nko'olongPreparação do " ndoup ", " aldeia terapêutica " Monayong fils de ZE Kane prepara o " ndoup " para os seus pacientes ;*

O "Ndoup" é a base de todo o tratamento de traumatismos na "aldeia terapêutica" de ZE Kane, qualquer que seja o caso do paciente, o medicamento utilizado é o "Ndoup". A preparação do "ndoup" (composição) depende do caso do paciente, ou seja, para um traumatismo craniano, por exemplo, a preparação do medicamento será diferente de uma fratura da tíbia, ou de um choque no interior do estômago (costela). Os ingredientes utilizados para compor o remédio são os mesmos, mas em doses diferentes, consoante o tipo de traumatismo ou a doença do paciente. Por exemplo, para um traumatismo na costela, pede-se ao paciente que tome "ndoup" para drenar o sangue do interior do estômago. Da mesma forma, pode ser pedido ao doente que faça algumas injecções na cabeça para um traumatismo craniano, para limitar a perda de memória e também para se certificar de que tem uma boa memória.

1 a aplicar no local da lesão traumática após incisão na maioria dos casos de fratura, entorse, luxação, etc., de uma parte do corpo.

III.4.2.2. Preparação do "Obe Biang" (1'infusão de massagem)

A infusão para a massagem é feita a partir de cascas de árvores, conhecidas como mindik (lianas), e folhas. Depois de recolhidos os elementos, o terapeuta ferve a mistura ou pede às pessoas doentes que cuidam do paciente para ferverem a panela de massagem. São necessárias uma hora a uma hora e meia para preparar a infusão de massagem. Esta infusão será utilizada durante todo o tratamento do paciente. A utilização dos ingredientes do remédio é explicada pelo nosso informador nos seguintes termos

Qmz : Porque é que o Papa Moh utiliza folhas para o tratamento?

Rzk: Utilizo as folhas no tratamento porque sabem que todos os remédios, todas as doenças têm os seus medicamentos e os medicamentos que utilizamos para tratar os negros são as folhas das árvores, as ervas e a casca das árvores.

Qmz: "Pode dizer-me como prepara o seu remédio?"

Rzk: "Mas porque não, eu começo por ir ao mato procurar as folhas e as cascas que combinei. Ponho-as na panela e cozo-as, e já está a cura.

Qmz: "Quando acaba de preparar este medicamento, como é que o utiliza?"

Rzk: "Quando se tem uma doença no peito, quando se tem um traumatismo no peito, então se eu decidir incisar o peito onde se teve o choque, então também tiro o "ndoup" do remédio que uso para lhe dar a comer. Ele come esse pó que eu ponho na boca dele assim. Assim que ele acaba de chupar, e já está no estômago, este produto vai atuar lá dentro. Se o sangue quisesse coagular no peito, este sangue desagrega-se, e quanto ao que está no estômago, este produto acaba de combinar todo este sangue e acaba de desintegrar este sangue que acaba por sair. (Silêncio) ".

Qmz: "Muito obrigado.

Rzk: "E é também este mesmo produto que, se o traumatismo for na cabeça, assim que se acaba de massajar a cabeça, acaba-se de cortar com a lâmina na cabeça, por isso pega-se neste remédio e aplica-se na cabeça e eu faço outro pó que não arde, é este pó que o doente aspira como se fosse "nson" (tabaco), é o que vai atuar na cabeça até ao cérebro para que não se tenha uma perturbação cerebral".

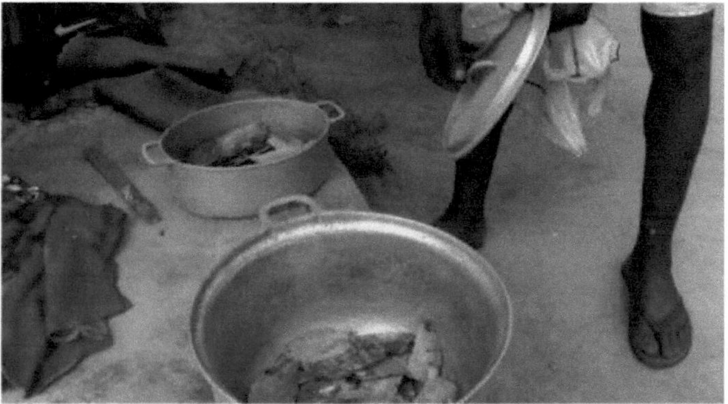

Fonte: *Imagem do terreno. Foto Zongo Meric em 11/12/2021. Nko'olong: o pote de infusão de massagem da "aldeia terapêutica". Monayong prepara uma infusão de massagem para dois pacientes recém-chegados.*

À medida que o tratamento e os cuidados com o doente são efectuados diariamente, estes vasos de infusão são aquecidos para uma massagem quente. Esta infusão quente descoagula o sangue no local da lesão traumática e relaxa as veias que sofreram traumatismos.

III.4.3. Fabrico de instrumentos de imobilização

Na aldeia terapêutica ZE Kane, em função do caso do paciente que se apresenta na unidade de traumatologia, os terapeutas utilizam o seu engenho para imobilizar a fratura e limitar ao máximo os movimentos do local da fratura. Trata-se, nomeadamente, do fabrico de aparelhos e de gaiolas.

111.4.3.1.   "O Akang

O "Akang" (gaiola) é um instrumento para imobilizar o local da lesão. É feito de ráfia de bambu de bom tamanho e de cipós bem cortados que o terapeuta tece à medida do local da fratura. É utilizada quando a fratura se situa num membro inferior ou superior. É o caso das fracturas da tíbia, do fémur, do braço ou do antebraço. O papel do "Akang" é manter a fratura imóvel, uma vez que o doente numa situação de fratura não se deve mexer muito por receio de agravar a dor. Esta ferramenta é a base de todos os tipos de imobilização na "aldeia terapêutica" da ZE Kane. A preparação dos materiais e o fabrico do "akang" podem demorar entre duas horas e duas horas e meia. A tecelagem da gaiola obedece a um certo número de indicadores de avaliação do processo de tratamento. O nosso informador disse-nos:

QMZ: "Como é que se faz uma gaiola?

RZK: "Começa-se por olhar para o local da fratura, depois pega-se num pedaço de bambu e limpa-se normalmente, depois corta-se o bambu de modo a que se estenda um pouco para além das duas extremidades do osso. Quando se acaba de cortar, começa-se a tecer. Pega-se nas cordas, mesmo nas cordas dos troncos dos plátanos, que é o que é preferível, e pega-se nessas cordas quando estão secas e começa-se a tecer como o "nkonde".

Mas já lhe disse que quando tece não aperta as pontas da gaiola, deixa um espaço onde saberá que o tratamento está a progredir normalmente".

E quando as duas extremidades da gaiola não se unem, isso alerta o tradutor para o facto de o tratamento não estar a progredir normalmente. As duas extremidades da gaiola devem ficar juntas para indicar que a fratura está a progredir bem.

Foto 6: Akang

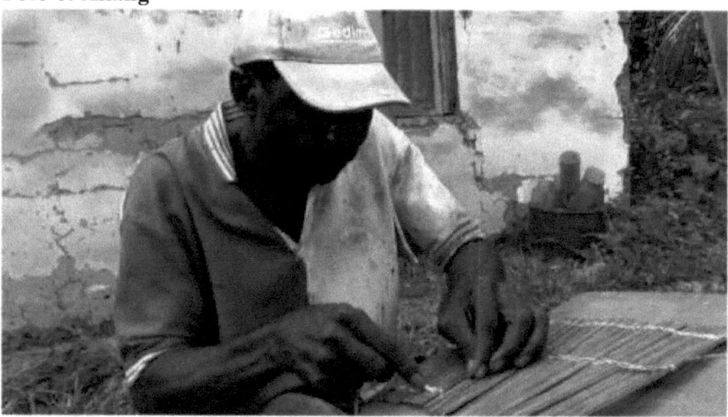

Fonte: *Imagem do terreno. Foto de Zongo Meric em 17/12/2021. Nko'olong: fabrico do "akang", um instrumento de imobilização de fracturas na "aldeia terapêutica". Monayong faz o "akang" para um paciente recém-chegado.*

A tecelagem deste instrumento imobilizador tem origem na vida quotidiana das comunidades Bulu, que fazem gaiolas porque começaram por dormir no "mineng" das camas (a madeira redonda) onde costumavam dormir. E, depois de as juntarem, trabalhavam então na ráfia, na ráfia de bambu, fazendo as barracas que já lá estavam, as gaiolas de cacau ou as gaiolas onde dormimos a que chamamos "nkonde", portanto este "nkonde", A maneira como a faziam, também era assim que a adoptavam quando uma pessoa sofria um traumatismo e fracturava um osso, para que todos os ossos que se tinham fracturado e esmigalhado pudessem ser unidos para imobilizar a fratura. Para isso, ao fazer a gaiola, o fabricante tem de fazer uma gaiola que permita a fixação de todos os ossos numa embalagem que permita que os ossos se desenvolvam normalmente, para que cresçam e fiquem juntos.

111.4.3.2.   Os quadros

Os terapeutas ZE KANE e o seu filho MONAYONG utilizam pranchas para certas fracturas. Trata-se de pequenas peças de contraplaca, bem dimensionadas, que ajudam a imobilizar a fratura.

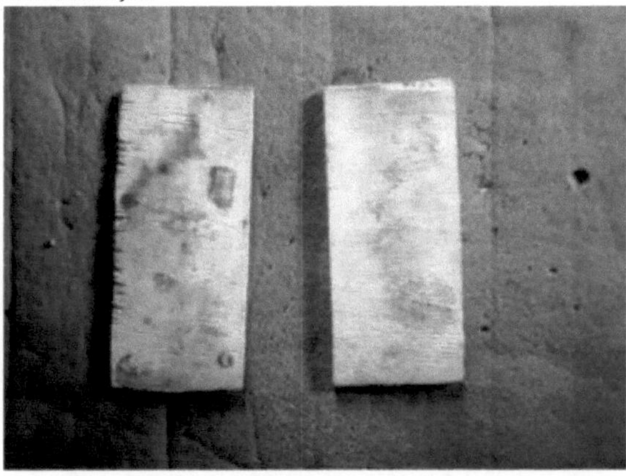

Fonte: *Imagem do campo. Foto de Zongo Meric em 10/02/2022. Nko'olong: tábuas como instrumento de imobilização de fracturas "aldeia terapêutica".*

111.4.3.3.   Bambu chinês

Em função do caso, os terapeutas utilizam estratégias e imaginação para imobilizar a fratura e consolidar o osso. Os bambus chineses são esculpidos de acordo com o local da fratura. Pode tratar-se de uma fratura da tíbia, do braço ou do antebraço. Esta ferramenta é utilizada para estabilizar a fratura, ligando-a com tecido ou fita adesiva.

Foto 8: Bambu chinês

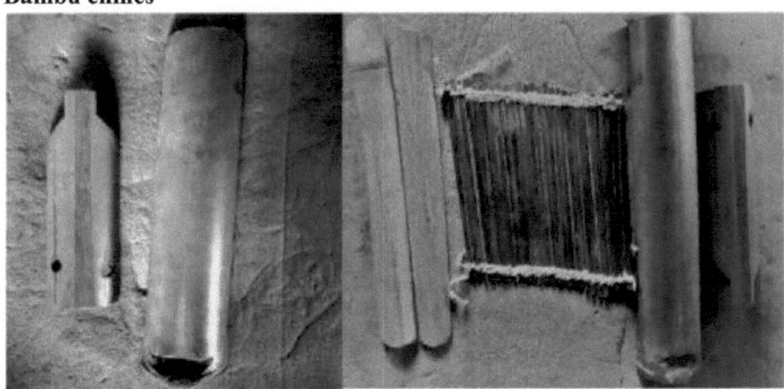

Fonte: *Imagem do campo. Foto de Zongo Meric em 10/02/2022. Nko'olong: o bambu chinês como instrumento de imobilização das fracturas "aldeia terapêutica".*

III.5. REDUÇÃO, MASSAGEM E ESCARIFICAÇÃO

A reparação de fracturas na "aldeia terapêutica" de ZE Kane segue um protocolo que os terapeutas de ZE Kane e o seu filho MONAYONG iniciaram há alguns anos, nomeadamente: requerer uma radiografia, massagem, escarificação e aplicação do medicamento "ndoup".

III.5.1 Itinerário terapêutico dos pacientes e história do clique do terapeuta

A aldeia terapêutica ZE Kane acolhe dois tipos de pacientes, cujo itinerário varia consoante a doença e o tratamento que recebem. De facto, há dois tipos de doentes: os que têm "papéis" e os que não têm. De acordo com o tradioterapeuta ZE Kane, "papel" refere-se a um documento emitido por um funcionário da saúde pública a um paciente no final de uma consulta. Pode ser uma receita médica, um folheto de consulta que descreve o tipo de doença de que o paciente sofre, para além de um traumatismo, os resultados de um exame clínico ou uma imagem de raio X. O paciente que chegou apresenta-se a si próprio ou aos seus acompanhantes. Se o paciente tiver documentos para apresentar, como receitas ou diapositivos, apresenta-os ao terapeuta, que faz perguntas sobre o período em que ocorreu o traumatismo. Em geral, verificou-se que os pacientes que chegam à unidade de tratamento ZE Kane seguem três tipos de itinerário terapêutico para as suas dores: Após a ocorrência de um caso, o primeiro grupo de doentes dirige-se diretamente a um hospital para ser tratado. Se estes doentes não estiverem satisfeitos com a biomedicina, podem procurar formas e meios de utilizar a medicina tradicional, caso em que podem acabar por ser tratados na ZE Kane.

O segundo grupo é constituído pelos pacientes que se dirigem imediatamente à aldeia terapêutica ZE Kane para tratamento após a ocorrência de um caso. Consoante o caso do paciente, o terapeuta tradicional pode pedir uma radiografia antes de qualquer intervenção, ou iniciar a intervenção colocando o paciente sob observação durante uma semana. Se o doente não apresentar complicações após a observação, o tratamento prossegue até à cura. No final do tratamento (cura), o doente é convidado a fazer uma radiografia para verificar se a cura foi efectiva. Se, pelo contrário, o paciente apresentar sinais de complicação, é imediatamente encaminhado para uma radiografia para determinar o tipo e a estrutura da fratura, e o terapeuta tradicional não retoma o tratamento do paciente enquanto não tiver confirmado o tipo e a estrutura do traumatismo revelado pela radiografia.

Outros vêm de outras "aldeias terapêuticas" onde o tratamento não funcionou bem. Estes doentes são admitidos mediante a apresentação de uma radiografia com uma imagem médica e o terapeuta tradicional inicia o tratamento.

III.5.2. Doentes sem clichés

Segundo a tradutora ZE KANE, "papel" designa um documento entregue por um profissional de saúde pública a um doente no final de uma consulta. Pode tratar-se de uma receita médica, de um folheto de consulta que descreve o tipo de doença de que o doente sofre, para além de uma fratura, dos resultados de um exame clínico ou de um clique de raio X, no caso das doenças ósseas. Os doentes de diferentes origens chegam à unidade de cuidados ZE KANE na sequência de um acidente de viação, de uma queda acidental ou de um descuido na via pública que provoca uma situação de choque, de traumatismo ou de fratura. Alguns doentes chegam à ZE Kane sem serem consultados por um médico, enfermeiro ou pessoal de saúde aquando da ocorrência do choque físico ou do traumatismo, devido à falta de recursos financeiros, à má circulação rodoviária e à falta de estabelecimentos de saúde próximos. Os pacientes foram admitidos na unidade de tratamento e o ZE Kane ou o seu filho MONAYONG Martin iniciaram o tratamento.

Durante a nossa estadia no terreno, constatámos que os pacientes são imediatamente encaminhados para a unidade de tratamento adequada, em função do seu estado. Se o terapeuta considerar que o caso do doente é controlável, este é admitido sem ser encaminhado para um hospital para fazer uma radiografia. Se o terapeuta considerar que o caso é grave, o doente é encaminhado para o hospital para efetuar uma radiografia. Foi o caso do paciente EVE'E Jean Yves, que torceu o polegar durante uma luta e cujos terapeutas iniciaram o tratamento depois de ele ter sido trazido para a unidade de tratamento. E o caso do paciente EFFA Moise, vítima de um acidente de abate, cujo caso foi considerado grave pelo terapeuta MONAYONG e que foi encaminhado para o hospital de Ebome (Kribi) para fazer uma radiografia. A radiografia revelou uma dupla fratura (da tíbia e do perónio). Quando regressou, foi internado na unidade de cuidados para iniciar o tratamento. Para os outros pacientes que se apresentaram sem cliché, o terapeuta ZE KANE informou-os que ficariam em "observação" durante uma semana e que, se o seu estado não se alterasse, seriam encaminhados para um hospital para fazer uma radiografia antes de prosseguir o tratamento.

111.5.3. Doentes com clichés

De um modo geral, quando os doentes chegam à unidade de cuidados ZE KANE, querem que eles se apresentem com um "papel" (cliché) emitido pelo pessoal de saúde. Esta constatação surgiu quando um doente chegou à unidade de cuidados ZE KANE, há cerca de vinte anos, com um clique de raio X que mostrava uma tíbia cheia de fissuras fragmentadas. Foi com base neste caso que ZE KANE começou a pedir aos doentes que fizessem um exame de raios X, para poder ver melhor o local da lesão e tratar o doente de forma mais eficaz. Se o doente tiver uma imagem, é admitido na unidade de tratamento. ZE KANE e o seu filho MONAYONG admitem o doente e iniciam o tratamento. Aceitam os clichés que não tenham mais de três meses porque, segundo eles, o doente pode ter tido outro choque durante esse período, o que poderia alterar a estrutura da fratura. Por isso, aconselha-se o doente a fazer uma nova radiografia da sua lesão se o período de apresentação já tiver ultrapassado os três meses. Uma vez que os doentes que chegam com um estalido podem ter outros traumatismos após o exame radiográfico, é preferível que ZE KANE não se engane na sua análise do estalido, exigindo que o doente sinta o estalido.

III.5.4.1. As vantagens do cliché

O tratamento de fracturas e doenças ósseas na "aldeia terapêutica" ZE KANE levou à procura de uma imagem de raios X da fratura do doente. Isto permite que os terapeutas beneficiem do contributo da medicina moderna no tratamento de doentes vítimas de traumatismos. O clique permite conhecer a posição *"quase exacta"* da fratura e limita o tempo de tratamento do doente, porque quando o terapeuta conhece *"quase exatamente"* a posição da fratura, facilita o tratamento do doente.

1 operação. O cliché limita as complicações das fracturas. Muitas fracturas são complicadas porque os doentes não fizeram uma radiografia da sua lesão.

III.5.4.2. As desvantagens do clique

Quando os radiologistas não conseguem revelar todos os aspectos estruturais da fratura, o médico ou o terapeuta tradicional têm dificuldade em fazer um diagnóstico claro ao doente, o que, a longo prazo, se a anomalia não for detectada rapidamente, pode levar a complicações e ao prolongamento do tratamento do doente nos casos mais graves.

III.5.5. Análise do clique pelo terapeuta

Na "aldeia terapêutica" de ZE Kane, o cliché da imagiologia médica foi introduzido na prática do tratamento das doenças ósseas, para confirmar ou validar o diagnóstico efectuado pelo terapeuta. É uma ferramenta *"muito, muito útil porque o clique mostra todas as posições da fratura, quando as pessoas que tiram o clique o fizeram bem, quando tiraram a fratura não estão a esconder nada"*. Em alguns casos, a imagem não mostra claramente o local do traumatismo. Nestes casos, é necessário recorrer às competências de um terapeuta ósseo ou efetuar uma análise mais aprofundada através de uma TAC. Como explica o nosso informador:

QMZ: *"Pode dizer-nos como recebia os doentes antes de o cliché ter sido introduzido na prática?"*

RZK: *"Se eu falar de cliché, o cliché tem duas coisas. O cliché não me incomoda muito, porque quando o cliché chega, um cliché como o de um Fang que estava a pagar o.de kribi. Foi a Ebolowa buscar dinheiro e, em vez de voltar logo para Kribi, foi primeiro a Edea, onde se enrolou, por isso, quando chegaram com o seu cliché, ele foi tratado primeiro lá em Edea. Mas quando vieram mostrar-me o seu cliché, eu disse-lhe que este cliché ao nível do ânus, ga vai incomodá-lo, este ânus, o osso que está esticado e ele disse-me "não, vês quando fizeram as setas, vês uma seta ali?" Eu disse-lhe que mesmo que não haja seta a este nível, eles não a viram, não viram esta parte, não examinaram bem esta parte. Foi o que esta pessoa fez. Ele já estava a começar a dar sinais de cura, já se levantava e ia sentar-se na varanda, mas no fim, onde eu tinha dito que ele ia ter um problema, essa parte já tinha começado a doer. Foi ele que pagou aos inspectores e foi a Ebolowa buscar o dinheiro. Nessa altura, o Fam Joseph era inspetor do departamento aqui em Kribi, por isso chamei o Fam Joseph, que o levou para Kribi, ele levou esta pessoa para Kribi, (hospital) Kribi disse que não podia. Quando o levaram para Douala, onde eu mostrei, o corte que mostrei, então quando fizeram o que costumam fazer, hum... Sei que lhe chamam o quê? Er... A grande radiografia...".*

QMZ: "Scanner?

RZK: "O scanner, quando fizeram o scanner, descobriram que o barril que ele fez três vezes, os rins foram tocados, já estavam a começar a inchar e já estavam a começar a apodrecer, foi por isso que ele morreu. Porque é ali em Douala. Portanto, se, o que fizeram ao Edea, se vissem esta coisa, tratavam-na muito bem e quando ele chegasse para ser tratado, talvez ficasse curado. Portanto, eu sei ver o quadro, sei ver o quadro muito bem, talvez até ultrapassando aqueles que fazem estas coisas. Porque eu conheço o corpo humano, conheço o corpo humano desde a cabeça até à planta do pé, conheço-o porque o estudei na escola. Eu não curo fracturas tatuando-as e dizendo "não".

Muitas vezes, surgem complicações no tratamento dos doentes quando a estrutura da fratura do doente não é corretamente determinada pelos radiologistas. Por conseguinte, é necessário que os terapeutas utilizem os seus conhecimentos sobre o corpo humano para prestar os melhores cuidados possíveis ou, se necessário, solicitar exames mais aprofundados, como uma TAC.

Foto 9: o clique

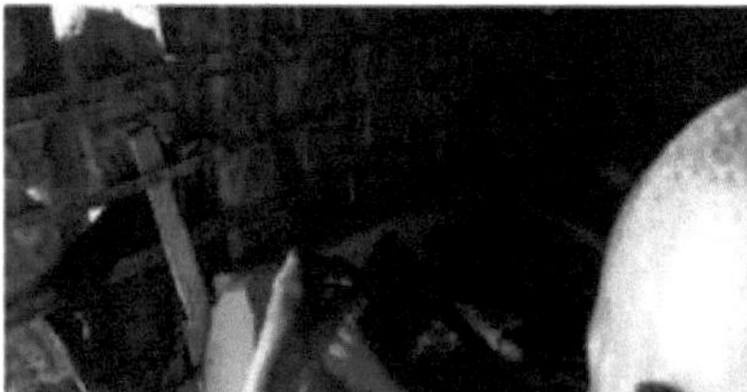
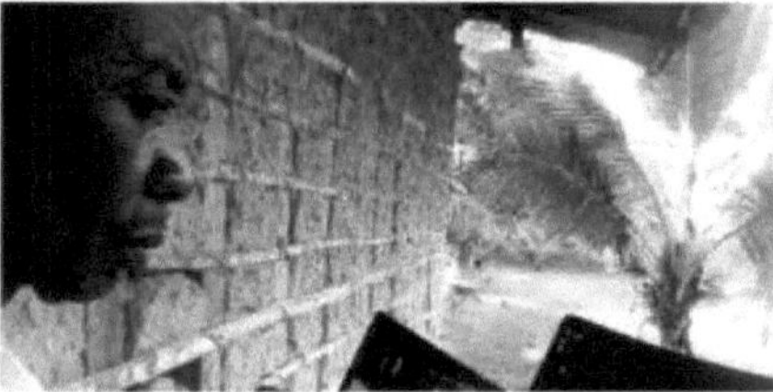

Fonte: *foto Meric ZONGO 24/12/2021. Nko'olong Análise de uma imagem de raio X de um paciente por ZE Kane Samuel e o seu filho Monayong "aldeia terapêutica".*

Alguns radiologistas, ao produzirem imagens médicas, não identificam o local do traumatismo indicando-o com setas, o que por vezes dificulta o trabalho dos curandeiros e torna difícil o tratamento dos doentes. Por conseguinte, os terapeutas tradicionais precisam de ter um bom conhecimento do corpo humano para poderem tratar os doentes de forma mais eficaz e evitar as complicações associadas a um diagnóstico errado da doença. Para o terapeuta tradicional, a utilização destes dois tipos de medicina constitui uma mais-valia no tratamento dos doentes da sua unidade.

III.6. Redução

Em termos simples, a redução pode ser entendida como o conjunto dos meios e das técnicas utilizadas para tratar a fratura, com o objetivo de repor o osso fracturado no seu estado normal. De acordo com a enciclopédia, a redução é a primeira fase do tratamento, cujo objetivo é substituir ou repor algo (os fragmentos) no eixo normal do osso fracturado para garantir uma reparação perfeita. Alguns pacientes chegam imediatamente após os seus acidentes à "aldeia terapêutica" da ZE Kane para serem tratados. O primeiro tratamento efectuado pelo terapeuta é uma redução para diminuir a dor que o paciente está a sofrer. Para o terapeuta, trata-se de recolocar os ossos e as articulações no seu devido lugar. A este respeito, o terapeuta declara que :

QMZ: "Toca nos seus pacientes quando eles chegam?"
RZK: "Há dois tipos de doentes. Para alguns doentes, é no dia da fratura (...) Não há outra maneira, se o doente chega, temos de fazer o tratamento. Porque se ele chega, se ele tem uma fratura hoje, e é trazido, eu tenho de acabar de montar o pé ou o braço quando os ossos estão fracturados, eu acabo de os montar, não espero, faço o tratamento".

Não é bom para o terapeuta que o doente chegue a contorcer-se de dores e não volte para o tratamento. Por isso, o terapeuta tentará imediatamente estabilizar o doente para que a dor diminua.

111.7. Massagem

A massagem é realizada por terapeutas que utilizam a infusão de cascas e folhas que procuram na floresta quando há um caso de fratura. O instrumento de massagem aqui chama-se "anyassa" (um pacote de folhas de tratamento). Cada paciente tem o seu próprio pote de massagem. Para massajar, o terapeuta aquece primeiro a infusão, depois pega na anyassa, coloca-a na água, retira-a e começa a aplicá-la na zona da dor. Massaja aplicando a "anyassa" de cima para baixo no local da fratura, com um movimento de vai e vem, o que faz com que, se for um osso que está fracturado, quando o osso crescer, não fique uma protuberância. Este movimento de deslizamento da "anyassa" faz com que o local da fratura fique *"saliente"* e bem direito, razão pela qual o terapeuta deve aplicar a "anyassa" pressionando suavemente e fazê-lo com muito cuidado.

Foto 10: Massagem

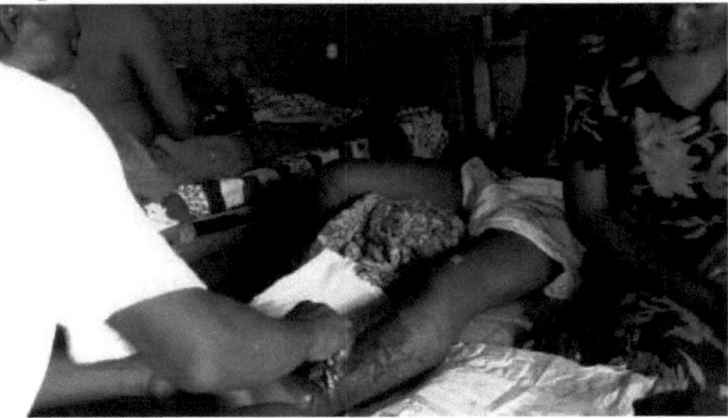

Fonte: *foto de campo Meric ZONGO, 13/01/2022, Nko'olong. A terapeuta Monayong massaja um paciente com uma fratura dupla da tíbia e do perónio, utilizando uma ferramenta de massagem conhecida como "anyassa", ou "aldeia terapêutica".*

No caso de alguns ossos, quando não se partem completamente ao massajá-los com força, podem partir-se completamente. Esta massagem de infusão quente tem a função de descoagular o sangue do paciente no local da lesão, e também reduz a dor da fratura. A massagem ajuda a endireitar as veias e a melhorar a circulação sanguínea. A infusão de massagem é utilizada durante todo o período de tratamento. Em cada dia de tratamento, os potes são reaquecidos sem perder a sua potência, como explica o nosso informador:

QMZ: *"Durante quanto tempo se utiliza a infusão de cascas e folhas?*

RZK: *"Quando eu trato uma fratura, utilizando folhas e cascas de árvores, guarda-se estas coisas, estes elementos duram muito tempo ga pode fazer dois a três meses se a água já estiver acabada, pode acrescentar porque o remédio das folhas e cascas não se impregna rapidamente ga tem sempre força"*.

As folhas e as cascas utilizadas pelo terapeuta conservam a sua potência porque estes elementos são geralmente armazenados em muito boas condições. A infusão é aquecida todos os dias antes do tratamento do paciente.

111.8. Escarificação

A escarificação é uma fase crucial do tratamento das fracturas. Os pacientes com dores são aliviados por pequenas incisões feitas pelo terapeuta com uma lâmina de barbear em forma de bastão, que retira o sangue que, de outra forma, poderia coagular e causar a dor da fratura.

QMZ: *"Como é que o Papa Moh incisa os pacientes?"*

RZK: *"Depois faço uma incisão nas pessoas, se acabar de massajar, pego na lâmina e faço uma incisão no sítio onde acabei de massajar, onde está a doença, faço uma incisão e o sangue sai. Quando o sangue já acabou de sair, então pego no "ndoup" que aplico mesmo que o sangue continue a remover este pó, sem qualquer problema, o facto é que estas feridas já terão lamentado o poder do remédio."*

Nesse preciso momento, enquanto o terapeuta está a fazer a incisão, o doente contorce-se de dores. E enquanto grita, aponta para o local onde está a sofrer dores fortes. Por outras palavras, é preciso passar pela dor para curar a dor.

Foto 11: Escarificação

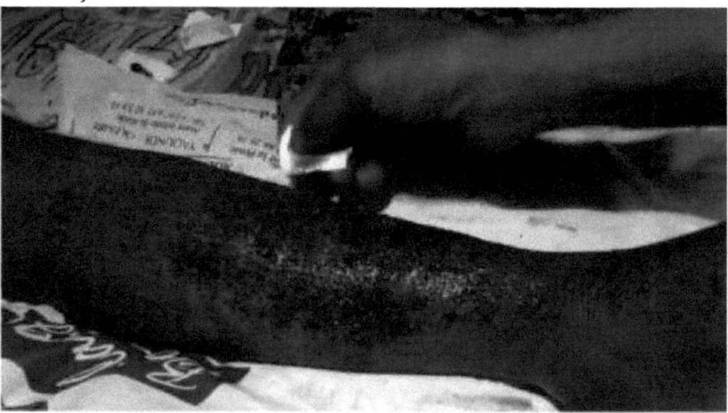

Fonte: *foto Meric ZONGO, 09/01/2022, Nko'olong. Escarificação de um paciente após uma massagem. "Aldeia terapêutica*

Para os doentes que não mostram onde sentem mais dores no dia anterior, no dia seguinte a noite torna-se difícil de suportar devido às dores causadas pelo *"sangue mau"* que coagulou e não permite uma boa circulação sanguínea.

111.9. APLICAR A MEDICAÇÃO E O CURATIVO
III.9.1. Aplicação do medicamento

Ndoup" é um remédio utilizado para tratar fracturas na "aldeia terapêutica" de ZE Kane. É um pó preto feito de 'mindik' (cipó) carbonizado e outros ingredientes que são segredos partilhados apenas pelos terapeutas. Este pó tem várias funções no tratamento de um caso. O "Ndoup" tem várias funções no corpo do paciente: Ndoup" garante que, se a fratura de um paciente for causada por fissuras fragmentárias no osso que se espalharam por todo o corpo, *"Ndoup" traz estes pequenos pedaços de osso de volta ao lugar. Ndoup é um anti-tetânico, razão* pela qual os terapeutas utilizam lâminas de barbear.

Foto 12: Aplicação do Ndoup

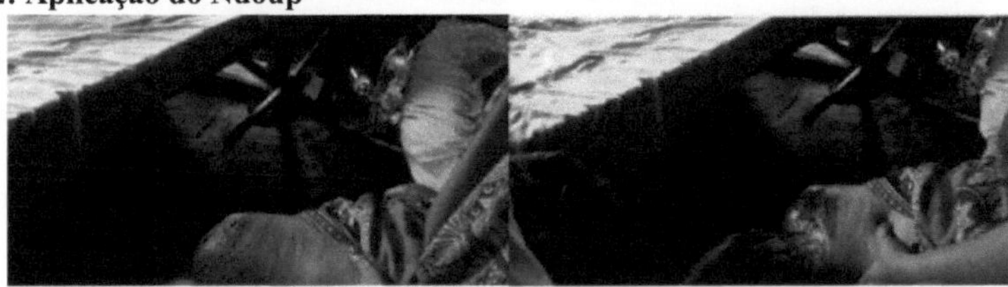

Fonte: *foto Meric ZONGO, 09/01/2022, Nko'olong. Aplicação do remédio para fracturas "ndoup" na aldeia terapêutica de ZE Kane. Este remédio é aplicado depois de o paciente ter sido escarificado. "Aldeia terapêutica*

Também observámos que o 'ndoup' não é apenas aplicado nas feridas, mas também pode ser consumido pelo paciente ou usado para tomar o 'ndoup' inalando-o. Este remédio pode ser usado para aliviar convulsões em certos casos de traumatismo craniano. Como disse o nosso informador:

QMZ: "Quando acaba de preparar este medicamento, como é que o utiliza? É só para massagem ou também o bebe?"

RZK: "Não, é que quando se tem uma doença no peito, quando se tem um traumatismo no peito, quando acabo de fazer a incisão no peito ou se teve o choque, também tiro o "ndoup" do remédio que uso para lhe dar a comer. Ele come esse pó que eu coloco na boca dele assim. Assim que ele acaba de mamar, e já está no estômago, este produto vai atuar lá dentro. Se o sangue quisesse coagular no peito, este sangue desagrega-se, e quanto ao que está no estômago, este produto acaba por juntar todo este sangue e acaba por desintegrar este sangue, que acaba por sair".

Este é o mesmo produto que se utiliza se o traumatismo for na cabeça, assim que se acaba de massajar a cabeça, acaba-se de fazer a incisão com a lâmina na cabeça, então pega-se neste remédio e aplica-se na cabeça e o terapeuta faz outro pó que não arde. É este pó que o paciente retira da cabeça aspirando-o como se fosse tabaco, é ele que vai *"trabalhar"* na cabeça até ao cérebro para limitar as perturbações cerebrais. Depois de aplicar o ndoup, o paciente sentirá uma dor aguda durante dois a quatro minutos porque os ingredientes que compõem o ndoup picam, o que impede que o "sangue mau" coagule no corpo do paciente.

III.9.1.1. O tempo de secagem do medicamento

As incisões efectuadas nos doentes permitem a saída de uma grande quantidade de sangue, pelo que é necessário muito tempo para que o remédio aplicado nos doentes seque. Este tempo de secagem pode variar de 15 a 20 minutos, dependendo da quantidade de sangue libertado pelas incisões.

1.1.2.   2. A ligadura

A ligadura de uma fratura é feita em três fases: a primeira ligadura, o posicionamento da gaiola e a segunda ligadura.

1.1.2.1.   1. Porquê a primeira ligadura?

A lesão é enfaixada após a aplicação do "ndoup". De facto, após a aplicação do remédio, são necessários dez a quinze minutos para que as feridas sequem com o remédio. Se as feridas tiverem acabado de secar, o terapeuta começa a ligá-las, atando a ligadura ao braço, ao pé ou à coxa. Começa por aplicar a primeira ligadura. Esta ligadura impede que o bambu do "akang" toque nas novas feridas feitas após a incisão. No entanto, para certas pessoas indigentes, por vezes ata-se com pedaços de pano se a pessoa não tiver uma ligadura de veludo.

1.1.2.2.   2. Posicionamento do "akang

O "akang" ou gaiola de imobilização de fracturas é geralmente utilizado se o doente tiver fracturado o braço, a tíbia ou o perónio, geralmente para os ossos longos. É nesta altura que o terapeuta pode posicionar o "akang" num doente. Como o doente não tem de se mexer muito, esta gaiola permite que o osso fracturado se mantenha unido, para que não se solte nem se desloque. Imobiliza e protege o osso para que este não saia do lugar onde se fracturou. Mantém as extremidades unidas até que o osso termine a cicatrização.

Foto 13: O akang

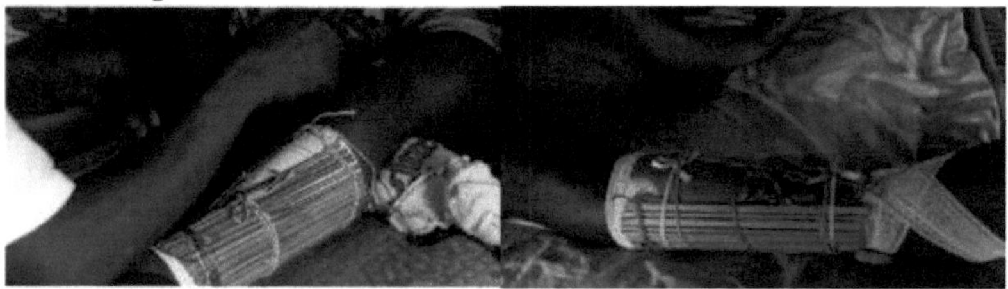

Fonte: *foto de Meric ZONGO, 09/01/2022, Nko'olong. Posicionamento do "akang" após a primeira ligadura. "Aldeia terapêutica*

1.1.2.3.   3. Porquê uma segunda ligadura?

Quando o terapeuta já tiver acabado de atar a gaiola, pega numa segunda tira. A primeira está lá para evitar que o bambu toque nas novas feridas, por isso, se ele acabar de atar a gaiola, pega noutra tira e coloca-a na gaiola para que fique bem. Porque "*a simetria dos olhos é boa*". E como o tratamento é efectuado todos os dias, estes mesmos exercícios são repetidos todos os dias de tratamento.

No entanto, uma vez iniciado o processo de cicatrização, o paciente iniciará o tratamento após dois dias, até deixar a aldeia terapêutica ZE Kane.

Foto 14: *A segunda ligadura*

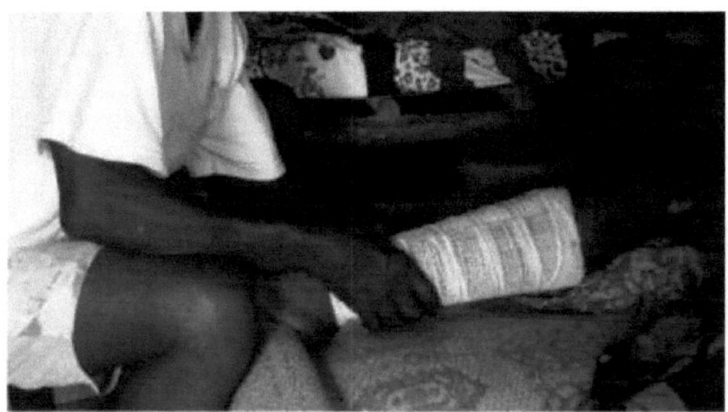

Fonte: *foto Meric ZONGO. De 09/01/2022 O terapeuta de Monayong aplica a segunda ligadura depois de posicionar o "akang". A "aldeia terapêutica".*

O doente usará esta gaiola durante o tempo que o seu corpo aceitar, até o seu corpo sarar e quando o terapeuta souber que a fratura já sarou, e também souber que o osso já aderiu, é nesta altura que ele deixa a gaiola ser fixada ou retirada, uma vez que a gaiola não pode ser retirada em nenhum momento durante o período de tratamento.

Os ossos dos pacientes unem-se consoante a sua idade. De facto, o terapeuta sabe que o osso de um paciente já está ligado quando o paciente é uma criança, uma criança pequena quando já teve quatro semanas de tratamento, para as crianças os ossos ligam-se após uma a duas semanas e depois a terceira e quarta semanas são para solidificação.

E para as pessoas que são jovens, homens e mulheres, quando já passaram três semanas, sobretudo no caso de fracturas novas, são necessárias três semanas para o osso assentar e, às quatro semanas, já está bem assente. No entanto, no caso de fracturas antigas, o tratamento começa logo após um mês e meio, ou dois meses, para permitir que o osso solidifique.

111.10.　　　Acompanhamento dos doentes

Uma vez admitido na "aldeia terapêutica" da ZE Kane, o paciente é obrigado a seguir todas as recomendações do terapeuta para garantir que recebe os melhores cuidados possíveis. Esta supervisão dos pacientes inclui certas proibições que os pacientes são obrigados a respeitar durante todo o período do seu tratamento. Como o tratamento é efectuado todos os dias, o terapeuta também avalia a evolução do tratamento. Normalmente, após duas semanas de tratamento, o terapeuta já pode determinar se o tratamento está a progredir normalmente ou não. O paciente deve abster-se de cumprimentar (apertar a mão) todos os visitantes durante todo o período de tratamento, para evitar a transmissão de maus espíritos, como o terapeuta considera ser o caso:

QMZ: "Porque é que proíbe os seus pacientes de apertarem a mão às visitas?

RMM: "Achas que todas as pessoas que vêm para aqui vêm com um bom espírito?"

Não é permitido aos visitantes sentarem-se nas camas,

Para a segurança do doente, é proibido o consumo de álcool,

Proibição de relações sexuais com um parceiro durante o período de tratamento.

Além disso, em certos casos, se o terapeuta considerar que o caso é grave, ele próprio pode abster-se de relações sexuais:

QMZ: "Porquê abster-se de sexo?"

RZK" Quando diz que trata as pessoas tem de ter abstinência por isso quando trata as pessoas, não segue as mulheres mesmo que tenha a sua mulher não lhe toca tal como o doente também não deve "sair" por isso quando está limpo como ga, o tratamento funciona bem mas se virem um tratamento com complicações, agora ga já é como se fosse como ga, difícil, difícil dois meses, três meses sem cura saberão que há uma dificuldade se quiserem nós também vos mostramos isso como ga... tu mesmo também vais trair".

Quando algumas destas proibições não são respeitadas pelo paciente, o tempo de tratamento é prolongado, podem observar-se complicações e, nalguns casos, manifestar-se mesmo no vaso de massagem. E o terapeuta sabe, nesse momento, que o paciente não cumpriu as instruções.

Os médicos tradicionais acompanham diariamente os seus pacientes, uma vez que o tratamento é efectuado todos os dias. Para favorecer a consolidação, pedem ou aconselham aos pacientes uma alimentação rica em cálcio, como frutas, óleo de sardinha, etc. A consolidação é conseguida após um período específico, que é fixado em duas semanas para as crianças, três a quatro semanas para os jovens e cinco a seis semanas para os adultos. Quando o doente atinge as seis ou sete semanas, passa a uma fase de reabilitação - por exemplo, a marcha é por vezes autorizada com uma bengala logo que a dor desapareça, ou o terapeuta pode pedir ao doente que realize uma atividade se esta envolver um membro superior. Esta fase ocorre duas a três semanas antes da solidificação do osso.

111.11.   REEDUCAÇÃO

Após um choque traumático e a fragmentação do processo de cicatrização, é essencial uma reabilitação adequada. Esta tem por objetivo restabelecer a plena função da articulação, reforçar a musculatura que, em geral, se atrofiou durante a imobilização prolongada e prevenir a recidiva ou o aparecimento de calosidades (Visio callus). De facto, ZE KANE e o seu filho MONAYONG Martin adoptam várias estratégias para ajudar as articulações a recuperar a sua mobilidade funcional.

III.11.1. Membros superiores

Quando o osso do braço, do antebraço ou do pulso estiver perfeitamente solidificado, o terapeuta tradicional da ZE KANE submete o paciente a uma atividade motora como, por exemplo, segurar objectos. No caso das mulheres, pode pedir-lhes para irem à pesca para ver se o braço já consegue realizar activ. No caso dos homens, pede-lhes que limpem um quintal, por exemplo. Se o paciente conseguir fazer isso sem complicações ou dificuldades, está pronto para deixar a "aldeia terapêutica". Sobre este assunto, o nosso informador afirma que :

QMZ: "Gostaria de falar sobre a forma como ensina os seus pacientes a fazer as coisas de novo, se for o pé, como devem andar, como é que isso acontece frequentemente?

RZK: "Eu digo-lhe... Digo-lhe para ir talvez até à igreja, quando ele já está a andar assim, digo-lhe para ir até à entrada da cidade de Jerusalém. Depois peço-lhe para ir para o outro lado da aldeia, para a entrada do IRAD. Quando ele consegue fazer isso, pronto. Porque quando ele volta sem estar cansado, e ele próprio sente que tem forças, eu digo-lhe que já pode ir embora".

QMZ: "Quanto tempo é que uma pessoa demora a aprender a andar de novo?"

RZK: "Depende também da força do doente. Porque algumas pessoas são fracas. Chega uma altura em que já conseguem andar, mas se forem fracos, não há um tempo fixo para isso. Se eu vir que pedi a uma pessoa para andar e ela não consegue, peço-lhe para esperar um pouco mais. Peço-lhe para esperar mais uma semana e depois peço-lhe para andar".

Alguns doentes são submetidos a três ou quatro semanas de reabilitação após a cicatrização dos ossos. Quando os automatismos tiverem sido adquiridos e o doente se sentir capaz de fazer exercícios, pode desejar ter alta.

III.11.2. Membros inferiores

Do mesmo modo, no caso de uma fratura do membro inferior (por exemplo, da tíbia, do fémur ou do tornozelo), após a sua cicatrização completa, o terapeuta começa por elevar o paciente a uma posição de pé durante pelo menos sete dias com uma bengala. Quando o doente tiver recuperado o equilíbrio ao fim de sete dias, pode começar a dar os primeiros passos na sala. O terapeuta também tem distâncias para o exercício de marcha do doente. Ele pode pedir ao doente que comece com uma distância de 100 metros com uma muleta, dependendo da mobilidade e da resistência do doente, e o terapeuta aumenta as distâncias. O doente caminha durante uma a duas semanas com as muletas, depois o terapeuta retira-lhe as muletas, repetindo o exercício de marcha até o doente se sentir capaz e perguntar ao terapeuta se está pronto para andar. Este exercício de marcha sem muletas pode demorar de duas a três semanas, consoante a adaptação do doente.

III.12. ABANDA'A: o ritual de proteção

A "abanda'a" ou a blindagem de um doente contra a fratura só é feita se o doente pedir para ser blindado. Assim, depois de o doente ter recuperado totalmente e estar pronto para sair se pedir para ser blindado, o terapeuta pede-lhe para trazer frango, uma garrafa de litro de óleo de palma, todos os condimentos e uma dieta de plantar murado como complemento da refeição.

Quando tudo está pronto, o terapeuta abate a galinha, o doente, ou o doente que foi mantido doente, tira-lhe as penas e o terapeuta volta a esfolar a galinha.

Na "aldeia terapêutica" de ZE Kane, pede-se ao paciente que forneça quatro elementos de armadura para prevenir fracturas: uma galinha, um litro de óleo de palma, todos os condimentos necessários para cozinhar e uma dieta de banana da terra madura.

III.12.1. Preparação de frango e banana-da-terra

O frango é primeiro preparado numa panela com todos os condimentos necessários para cozinhar com óleo vermelho. A banana-da-terra também é preparada numa panela. Quando a galinha já estiver cozinhada e tenra, a galinha e a banana são misturadas na mesma panela. No final do tempo de cozedura, o terapeuta pode vir e realizar o seu ritual, introduzindo o remédio na panela. O paciente, ou a sua enfermeira, pode encarregar-se de cozinhar a refeição. Após a cozedura, o terapeuta coloca o remédio na panela e começa então a partilhar a refeição com os presentes na ocasião.

III.12.2. A refeição

Todos os alimentos são colocados numa folha de bananeira e, depois de colocar todos os alimentos na folha, são servidos ao doente dois pedaços de frango e, em seguida, ele diz esta frase:

"Tudo isto é a vossa comida, se quiserem, podem dá-la às pessoas".

Mostra a comida colocada no lençol. Durante a refeição, todos os participantes são aconselhados a não partir os ossos da galinha, pelo que lhes é pedido que se observem uns aos outros e ao próprio terapeuta. Após a refeição, todos os ossos de frango são recolhidos e colocados na folha "testemunha".

Foto 15: Refeição de escoramento

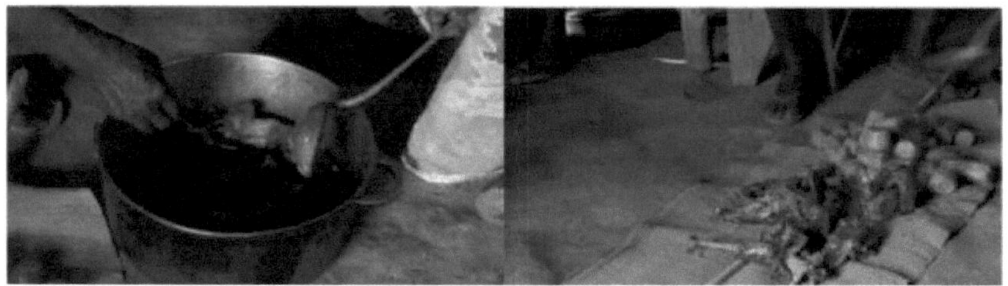

O terapeuta volta para verificar se todos os ossos não foram partidos, depois embrulha todos os ossos e vai "*atirá-los*" para o mato, onde nem os cães vadios os conseguirão destruir.

Este ritual de blindagem tem como objetivo garantir que, mesmo que a pessoa que foi blindada se encontre numa situação em que possa quebrar, isso não acontecerá. A este respeito, o nosso informador afirma que :

QMZ: "Porquê blindar um doente contra as fracturas?

RZK: "Nós blindamos o doente no centro de fracturas para que (...) A blindagem é para que não volte a adoecer. Quando dizemos blindagem, queremos dizer que o fechamos para que não volte a ficar doente. Se caíres, não te partes outra vez. Para que não voltes a partir (silêncio) Sim, é por isso que se faz a blindagem".

QMZ: "Todos os doentes que já vieram ter consigo para tratamento e que cegou, já não podem (...) Se partiram, já não podem partir?

RZK: " il ne vapas se casser. Aquele a quem eu dei uma armadura não se vai partir.

QMZ: "Como é que o pai Moh fez com que isto acontecesse?"

RZK: "Como é que se faz? Quando tratamos um doente de uma doença, tratamo-lo para que não volte a ficar doente. Tratar uma doença (fratura) faz parte do tratamento, e blindar o doente também faz parte do tratamento. A doença é atenuada, esta doença, a blindagem é feita para atenuar a doença, mesmo que se tenha chegado ao ponto de partir, não se vai partir".

Os doentes que tenham recebido uma armadura anti-fratura não podem continuar a estar "*sujeitos a fracturas em qualquer circunstância*". O doente é convidado a não provocar circunstâncias que possam levar a uma fratura. Depois da refeição, o ex-paciente da "aldeia terapêutica" ZE Kane pode ir para casa ter com a sua família e despedir-se dos seus médicos e dos seus "colegas" de doença.

O cuidado de um doente fracturado tratado na aldeia terapêutica de ZE Kane não se limita, portanto, ao tratamento médico (ndoup, Obee Biang), mas revela também uma dimensão "*místico-religiosa*" encarnada pelos terapeutas tradicionais da aldeia terapêutica de ZE Kane. Ao tratar o corpo que sofre, o terapeuta procura também prevenir danos futuros.

CONCLUSÃO

O tratamento tradicional das fracturas desenvolveu-se consideravelmente nos últimos dez anos. A medicina tradicional, que permanece uma herança cultural, está profundamente enraizada nas escolhas terapêuticas das populações africanas, particularmente nos Camarões. Para melhor cuidar dos seus pacientes, os terapeutas tradicionais utilizam estratégias adaptadas aos diferentes casos que tratam e introduzem também ferramentas médicas modernas para um tratamento eficaz. A este tratamento dos traumas físicos e psicológicos juntam-se rituais de proteção não só contra as forças da natureza, mas também contra as forças místicas.

CAPÍTULO IV

PERCEPÇÕES, REPRESENTAÇÕES E INTERACÇÕES NA ALDEIA TERAPÊUTICA

INTRODUÇÃO

Neste capítulo, o nosso objetivo é analisar e interpretar as escolhas terapêuticas dos pacientes na "aldeia terapêutica" ZE Kane, respondendo à pergunta: Quais são as razões que levam os pacientes a serem encaminhados para as aldeias terapêuticas? Para isso, vamos primeiro analisar as percepções e as representações, e depois as interacções entre os instrumentos, o itinerário terapêutico dos doentes e a prática de cuidados nesta estrutura de saúde tradicional especializada na reparação dos ossos, o que nos permitirá compreender melhor as práticas de cuidados utilizadas para as doenças ósseas.

IV.1. PERCEPÇÕES E REPRESENTAÇÕES

A nossa análise da prática dos cuidados ao trauma na aldeia terapêutica de ZE Kane baseia-se nas percepções e representações que os terapeutas e os pacientes têm dos dois tipos de medicina em geral e dos cuidados ao trauma em particular. Para o terapeuta tradicional, a medicina tradicional é um instrumento para *"aliviar os espíritos"* dos pacientes. A força da sua prática reside no princípio divino que lhe concedeu o dom da cura. Mesmo no caso de uma fratura *"mística"*, *difícil de curar*, o terapeuta sabe que, por força divina, conseguirá chegar ao fundo da questão. O nosso informador reafirma esta convicção nos seguintes termos *"(...) Eu não sou um homem de espíritos malignos, eu curo todos os casos de fratura pelo poder de Deus. Se chegarem, mesmo que vos tenham feito alguma coisa, mesmo que não vos tenham feito nada, se chegarem, eu peço ao meu Deus. Porque o que eu estou a fazer é pedir a Deus que me dê força para cuidar do filho dela. Porque o filho dele teve um problema, que ele me dê força para cuidar dele, mesmo que seja o tipo de ossos partidos que acabei de tratar"*.

A prática do tratamento dos traumatismos na "aldeia terapêutica" da ZE Kane é uma herança familiar transmitida de geração em geração, de pai para filho. Segue um protocolo terapêutico iniciado pelos terapeutas com o objetivo de perpetuar a prática e o tratamento dos pacientes vítimas de traumatismos físicos e psíquicos. Após a apresentação do paciente na unidade de cuidados, o tratamento baseia-se nos pontos seguintes: No caso de uma nova fratura, se o paciente se apresentar imediatamente após o acidente, o terapeuta tradicional pode, se necessário, efetuar uma redução, que consiste em recolocar os ossos fracturados no seu lugar.

Além disso, para proporcionar cuidados alternativos mais adequados, se o caso de um doente for considerado grave, este é encaminhado para uma unidade de saúde moderna para ser submetido a um exame de imagiologia médica destinado a identificar a estrutura ou o tipo de fratura do doente. Esta ferramenta de análise biomédica, que fornece a estrutura da fratura, foi introduzida na prática tradicional de cuidados de trauma para permitir que os curandeiros tradicionais da "aldeia terapêutica" tratem os doentes traumatizados de forma mais eficaz. Por conseguinte, os pacientes preferem vir à "aldeia terapêutica" de ZE Kane porque sabem que a sua doença é obra do *"inimigo"* e que o terapeuta, que é o garante do conhecimento tradicional, pode encontrar uma solução para o seu problema de saúde.

Para todos os nossos informantes, a medicina tradicional é um património tradicional que deve ser preservado, protegido e conservado com muita delicadeza, porque os terapeutas são preciosos depositários de saberes terapêuticos nas comunidades *"temos mais alguém?"* têm um valor inestimável, têm um papel a desempenhar no seio de toda a população. Não há dificuldade de acesso, porque está tudo lá e os doentes acham interessante que os cuidados sejam prestados ao doente desde que entra até que sai - estes repositórios de saberes tradicionais estão nas nossas comunidades. O doente é imediatamente admitido na unidade de cuidados, com ou sem dinheiro, e o terapeuta acompanha-o todos os dias. Esta assistência diária ao doente permite que o próprio doente veja a evolução do seu caso. As razões para o tratamento tradicional variam de caso para caso e de doente para doente. Questionado sobre a perceção que os doentes têm da medicina tradicional, um dos nossos informadores disse que :

Qmz: "O que pensa da medicina tradicional?

Rec : A medicina tradicional mesmo que muitos ainda negligenciam a qa, mas garanto que são as ervas que Deus criou para nós, ele nos deu o poder de usá-las não devemos mais negligenciar a qa porque a medicina tradicional muitos ainda negligenciam a qa muitos que ainda não tiveram casos como este porque no começo eu mesmo negligenciei mas hoje, Já vejo como a medicina tradicional está a ajudar o nosso país e o mundo inteiro, mesmo as ervas e as cascas, tudo o que Deus criou é útil para nós. A medicina tradicional está a fazer maravilhas em todo o mundo neste momento. Não estou a tentar contradizer a medicina moderna, mas as duas devem ser consideradas pelo mesmo valor, porque eu falei-vos do meu pé, do estado do meu pé, e quanto custou tratá-lo aqui, quanto custou menos de quarenta mil euros, e se foi no hospital, Não estou a dizer que eles fazem mal ou que não fazem tratamento lá, mas estou a falar do que acontece na medicina tradicional.

As populações locais, que têm dificuldade em aceder aos hospitais e cujo acesso às aldeias terapêuticas é facilitado pela sua proximidade e pela qualidade *"apreciável"* do tratamento, consideram a prática da medicina tradicional como um instrumento de saúde que deve ser considerado em pé de igualdade com a medicina moderna, dada a sua contribuição para o tratamento dos doentes. Para eles, as duas formas de medicina devem trabalhar em conjunto, como deseja a OMS. A este respeito, Tchoumi Tchouli E 2020 acrescenta que *"O nosso estudo não pretende resolver todas as controvérsias que rodeiam a análise dos problemas de saúde, em particular a dos quimio-terapeutas da nossa zona de estudo"* (pp 100).

A combinação dos dois tipos de medicina permitirá tratar mais eficazmente muitas doenças dos doentes. Se se aceita que o objetivo dos cuidados individuais é aliviar o sofrimento, a sua função é também não só curar o corpo em sofrimento, mas também a mente do doente e, por vezes, prevenir (circunstâncias). É por isso que esperamos ver uma fatia de colaboração entre os profissionais, do tradicional ao moderno e do moderno ao tradicional e vice-versa, e que o doente esteja no centro da política de saúde que visa o seu bem-estar.

Do mesmo modo, o custo do tratamento do doente é um fator determinante na escolha e na orientação terapêutica dos doentes para as aldeias terapêuticas. A imagem que algumas pessoas tinham inicialmente da medicina tradicional tende a desaparecer. O tratamento tradicional era outrora visto como algo de que se devia rir, como uma falta de recursos, como uma indigência, em suma, como alguém que não queria ser curado, ter saúde, estar física e espiritualmente bem.

Mas hoje, através das diferentes conquistas da medicina tradicional, os itinerários terapêuticos dos pacientes permitem compreender que muitos pacientes em busca de saúde recorrem à medicina tradicional, que reconhecem como tendo um contributo significativo para o tratamento dos traumatismos, e apelam à colaboração entre os dois tipos de medicina. A medicina tradicional e os detentores destes conhecimentos terapêuticos tradicionais não são, portanto, pessoas a ignorar. A medicina tradicional precisa de um grande incentivo por parte das autoridades governamentais e administrativas para encorajar a investigação, porque os curandeiros tradicionais também precisam do apoio das autoridades e do governo. O seu apoio permitirá realizar ainda mais investigação, desenvolver e melhorar os cuidados e a assistência aos doentes nas aldeias terapêuticas, a fim de fornecer ferramentas e soluções para o tratamento dos traumatismos no plural.

IV.2 Instalações de receção de doentes

QMZ: "Onde foi buscar a ideia de criar um local para guardar os doentes?"

RZK: "Sabes que quando tens uma visita, tens de lhe dar um lugar para ficar. Temos de lhes dar uma cama e um sítio para ficar. E quando ele diz que está a ser cuidado, já é o seu filho, já é o seu estranho, já é a sua pessoa.) A doença não apanha uma só pessoa e a doença não evita ninguém, sobretudo as fracturas, por isso eu vi que se eu já tenho o remédio para tratar as fracturas, eu tenho que ter uma casa (hospital) nessa casa, faço camas se houver recursos, ponho colchões nas camas para que um doente que chega possa fazer a sua própria cama. E tenho de pôr várias camas porque, à medida que os doentes chegam, nenhum deles tem de se deitar no chão. O doente tem de dormir na cama, cada doente tem de ter a sua própria cama".

Foi esta expressão de amor ao próximo que inspirou ZE Kane a criar um centro especializado no tratamento de doenças ósseas, uma instituição de saúde tradicional que funciona há mais de cinquenta anos. Este estabelecimento, que pode acolher pacientes de diferentes origens, permite-lhes manter todas as suas consultas de tratamento. O respeito pela vida humana e as condições oferecidas aos seus *"filhos"* fizeram da aldeia terapêutica de ZE Kane um local de referência para o tratamento de pacientes traumatizados, como testemunha um dos nossos informadores, paciente da aldeia terapêutica de ZE Kane.

QMZ: "O Grand Patric tem mais alguma coisa a acrescentar sobre as instalações, o pessoal de enfermagem e os outros pacientes?"

REN: Sim, vou acrescentar algo, dizendo realmente, em primeiro lugar vou agradecer a toda esta comitiva porque, nem sequer é o que eu pensava encontrar, mas é o oposto das coisas. Porque ao princípio eu disse para mim próprio que nunca tinha vivido com esta etnia, portanto seria, ... Dado que não tenho uma enfermeira e a minha namorada não está lá, ela trabalha, não pode deixar o trabalho por aqui. Mas o contrário de tudo, os velhos, toda a gente, eu sou mais do que Kribi, sou muito, muito bem recebido, e ga dá-me realmente muita, muita coragem e realmente agradeço a toda a aldeia numa palavra. O que eu não pensava encontrar aqui é o contrário de tudo, vai ser realmente muito sério na minha mente, mesmo quando sair daqui, não vou esquecer, não vou esquecer esta família. Sim, vão ser como uma segunda família para mim - ainda agora começámos, a familiaridade já existe. Dado que..., eu diria que a mulher do jovem médico é uma prima minha da mesma aldeia do Papa Batanga. Está bem, está bem".

QMZ: "A família reúne-se?

REN: "Sim, bem, a família está novamente reunida, por isso estou muito, muito, muito satisfeito, muito, muito satisfeito, muito obrigado".

É este espírito de convívio que impulsiona a estrutura de cuidados da ZE Kane. Aqui, apesar das condições modestas em que os pacientes são tratados, eles encontram-se integrados na condição humana. As relações estabelecem-se entre os terapeutas tradicionais e os pacientes, e entre os próprios pacientes. A aldeia terapêutica de ZE Kane pretende ser não só uma estrutura de cuidados para os pacientes que sofreram traumas, mas também uma estrutura social onde o bem-estar do paciente e do indivíduo é uma preocupação importante para os terapeutas. ZE Kane e o seu filho MONAYONG Martin.

IV.3. Medicamentos

O principal remédio é uma infusão de cascas e folhas para massagem, juntamente com "ndoup", que é aplicado após incisão no local da fratura. O remédio "ndoup" é a base de todo o tratamento dos traumatismos. Consoante o caso apresentado na unidade de tratamento, o terapeuta compõe o "ndoup" que será utilizado para tratar a doença do doente. A última medicação, se o doente assim o desejar, é a armadura anti-fratura, que reduz o risco de fratura para um doente que tenha sido armado. Depois de curado, o doente pode, se assim o desejar, pedir uma cinta anti-fratura. Contra-fratura. A blindagem é efectuada, se o paciente o desejar, após a sua recuperação. Reduz o risco de fracturas em todas as circunstâncias.

QMZ: Porque é que blindamos um doente contra as fracturas?

RZK: Blindamos o doente contra a fratura para que (.) A blindagem é para que não volte a adoecer. Quando dizemos blindagem, queremos dizer que o fechamos para que não volte a ficar doente. Se caírem, não voltam a partir-se. Para que não voltes a partir (silêncio) Sim, é por isso que se faz a blindagem.

QMZ: "Todos os doentes que já vieram ter convosco para tratamento e que cegaram já não podem... Se ele quebrou, não pode quebrar de novo?"

RZK: "Ele não se vai partir. O que acabei de blindar não se vai partir.

QMZ: "Como está o pai Moh?"

RZK: "Como é que se faz isso? Quando tratamos um doente de uma doença, tratamo-lo para que não volte a ficar doente.

O tratamento da doença é uma parte e a blindagem também é uma parte para que não volte a adoecer (silêncio). Atenuamos a doença, esta doença, a blindagem é feita para atenuar a doença, mesmo que tenha chegado ao ponto de poder quebrar, não vai quebrar".

IV.4. Perceção dos terapeutas sobre a medicina tradicional

Para os terapeutas, a medicina tradicional exige o estabelecimento de uma relação de "ndi" (confiança e/ou fé) entre o terapeuta e o paciente para que o tratamento seja eficaz e eficiente. Esta relação "ndi" permite que o tratamento progrida mais eficazmente. Pede-se ao doente que tenha uma fé firme na prática do seu terapeuta.

IV.5. Os dois tipos de medicamentos

A reparação de fracturas ou a gestão de traumatismos no contexto camaronês é uma forma de cuidados multifacetada. Muitas estruturas tradicionais estão já a começar a integrar ferramentas de análise biomédica nos seus cuidados aos pacientes. Trata-se de uma exigência da política governamental dos Camarões e de uma tomada de consciência colectiva por parte dos terapeutas tradicionais para melhorar os cuidados prestados aos doentes. É o caso da "aldeia terapêutica" de ZE Kane, que introduziu a obrigação de os pacientes vítimas de traumatismos terem um filme de raios X com uma imagem médica. Reconhecendo a autoridade do Ministério da Saúde Pública dos Camarões e receando os problemas associados ao risco de complicações decorrentes dos tratamentos, os terapeutas tradicionais da aldeia terapêutica de ZE Kane perguntam aos seus pacientes se já visitaram o hospital que lhes emite um "papel".

Este documento pode indicar qualquer doença sofrida pelo paciente e ajudar o terapeuta tradicional a compreender melhor o caso do paciente. Nalguns casos de tratamento de traumatismos, certos "médicos" que reconhecem os "méritos" da medicina tradicional nos Camarões encaminham os pacientes para as aldeias terapêuticas para tratamento de traumatismos, e vice-versa. Do mesmo modo, em alguns casos, quando o curandeiro tradicional constata que o paciente que chegou inicialmente com um traumatismo tem uma patologia (doença contagiosa) diferente do traumatismo, ele chama o pessoal do centro médico distrital, que actua como inspetor de saúde distrital, para vir observar o paciente. No entanto, a deontologia e a ética da profissão médica obrigam o pessoal hospitalar a encaminhar os doentes por categoria.

Nos Camarões, os curandeiros tradicionais aceitam o pessoal hospitalar nas suas estruturas de cuidados para aliviar os doentes (como na aldeia terapêutica ZE Kane). *"Recorremos a eles para nos aconselharem"*, diz uma enfermeira. Embora este pessoal hospitalar saiba que certas patologias e traumas podem ser tratados pela medicina tradicional, continua a recusar tratar os doentes no plural, ou seja, de forma a permitir que sejam tratados simultaneamente pela medicina moderna e tradicional, consoante o caso e a doença de que o doente sofre. Porque, dizem eles, respeitam a ética e a deontologia da sua profissão. A razão de ser da medicina é aliviar o sofrimento dos indivíduos na sociedade. Se é verdade que os africanos reconhecem que existe o mal, tal como existe o bem, nenhuma sociedade pode evoluir sem os meios para afastar o infortúnio ou consolidar o bem. É por isso que os terapeutas tradicionais da aldeia terapêutica ZE Kane não se desviam desta lógica quando tratam os seus pacientes. É verdade que há casos de traumas naturais em certas situações. No entanto, a humanidade está convencida de que também há casos de traumas que não são naturais, mas que são planeados ou provocados. De facto, esta é a principal razão pela qual os terapeutas tradicionais são consultados na maioria dos casos de traumatismos.

No tratamento das doenças em geral, e nas aldeias terapêuticas em particular, os praticantes tradicionais estão convencidos de que alguns casos de doença são "lançados" ou causados por inimigos, feiticeiros que espreitam na sombra, e que o seu papel é, por conseguinte, *"aliviar os espíritos"* desses pacientes, que parecem não conhecer a origem, ou na melhor das hipóteses a fonte, dos seus males. Alguns doentes vêem assim as consequências de uma mão invisível na sua situação. É devido a esta constatação de um mundo sombrio e misterioso que um bom número de pacientes em situação de trauma procura soluções para aliviar os seus males junto dos terapeutas tradicionais. Estes elementos sócio-culturais são pesquisados e colocados em prática pelos proponentes do conhecimento terapêutico tradicional através de mecanismos que lhes permitem propor uma solução para diferentes problemas culturais. É isto que justifica o facto de, no tratamento de um paciente vítima de traumatismo na aldeia terapêutica de ZE, Kane, o paciente poder, no final do seu tratamento, se assim o desejar, pedir uma blindagem contra fracturas.

Na aldeia terapêutica de ZE Kane, são utilizados vários instrumentos para tratar os doentes. Para além do "akang", do "ndoup" e das talas, os terapeutas tradicionais da aldeia introduziram a utilização de imagens médicas para melhorar o tratamento dos doentes. Os doentes são convidados a tirar radiografias com uma imagem médica, em função do tipo de traumatismo que sofrem. Esta combinação de práticas contribui para uma recuperação mais rápida dos doentes a um custo mais baixo. O cliché: uma ferramenta biomédica, o cliché de radiografia com imagem médica permite aos terapeutas :

Identificar o local ou a posição da fratura,

Identificar o tipo ou a estrutura da fratura,

O clique mostra todas as posições da fratura, e quando os radiologistas fazem o clique, e o fazem corretamente, o clique ajuda no tratamento das doenças ósseas. No entanto, é importante notar que é necessário que o terapeuta tradicional domine a prática do seu trabalho, conheça o corpo humano e seja dotado de imaginação para cuidar melhor dos casos dos doentes e da necessidade de colaboração entre os hospitais e a "aldeia terapêutica". Reconhecendo a importância da colaboração com os hospitais no tratamento dos pacientes vítimas de traumatismos, o nosso informador exprime-se da seguinte forma

QMZ: Muito obrigado. Os doentes que chegam sem um cliché, como é que os trata?

RZK: "Sabe, esse é um trabalho antigo que as pessoas sempre fizeram, por isso digo-lhes muitas vezes que (...), digo a esses casos que vou pô-lo aqui em observação durante uma semana, dou-lhe tratamento durante uma semana, se vir que não há alterações, depois mando-o para o hospital, porque o hospital é muito, muito útil para ele fazer o raio-X.

Porque os raios-X são muito úteis. Porque os raios X são muito, muito úteis.

Uma vez analisada esta ferramenta, os terapeutas podem começar a tratar o doente. Para limitar o risco de infeção e de complicações, o doente deve ser acompanhado diariamente até estar completamente curado. Para além da necessidade de um cliché para tratar o traumatismo de um paciente, vários outros biomédicos vêm à aldeia terapêutica ZE Kane para tratar pacientes com outros tipos de doenças. Uma prova de que a estrutura ZE Kane tem em conta a saúde do paciente.

IV.6. INTERACÇÕES NA ALDEIA TERAPÊUTICA.
IV.6.1. A vida dos doentes

Os pacientes, provenientes de meios diferentes, são chamados a permanecer e a viver juntos no espaço que lhes é oferecido pelo terapeuta. Como em qualquer espaço social, as relações e interacções entre os indivíduos dão origem a acordos e desacordos. Os terapeutas, antecipando os conflitos que podem surgir neste espaço, dão uma linha de conduta a todos os pacientes que chegam a esta estrutura de cuidados. Os antigos pacientes transmitem as orientações diretamente aos novos pacientes, o que ajuda a reconstruir as relações. Os pacientes da "aldeia terapêutica" da ZE Kane vivem como uma família com o mesmo pai e a mesma mãe, e as circunstâncias que os juntam fazem com que vivam juntos, comam juntos, rezem juntos - em suma, ajudam-se mutuamente neste novo espaço social. Indivíduos de diferentes grupos étnicos juntam-se num novo espaço e adquirem novas formas de viver e partilhar. A este respeito, um dos nossos informadores revelou que :

QMZ: Os doentes discutem por vezes?

RZK: Bem, sim, muitas vezes há discussões entre os doentes.

Mas as autoridades disseram-me que se houver um doente à procura de problemas, tenho de o fazer sair, porque se o sangue começar a correr, serei a primeira pessoa a pará-lo. Por isso, não aceito problemas. Por isso, não aceito problemas. Quem quiser criar problemas, eu afasto-os.

Em caso de conflito, o terapeuta é o primeiro a procurar formas e meios de resolver o diferendo entre os seus pacientes, pois considera-os a todos como seus *"filhos"* e não pode ser visto como um filho que se separa. Se há um diferendo entre os pacientes, ele senta-os e ouve-os, e o culpado é responsabilizado, com a proibição de repetir a infração ou correr o risco de ser expulso do tratamento. Reafirma-o nestes termos:

QMZ: O que é que pode causar problemas entre os doentes? RZK: O que pode causar problemas entre os doentes é o seguinte: é óbvio que, onde quer que as pessoas vivam, há os que são verdadeiros e os que falsificam. Assim, se um doente vai negociar com outro doente algures, e quando este último se apercebe disso, começam a discutir. Há pessoas que contraem empréstimos e não querem pagar o que lhes foi emprestado. Estas coisas causam problemas.

QMZ: "E como é que esses conflitos são resolvidos?"

RZK: "Quando há um conflito entre os doentes, pergunto-lhes o que se passa. Se acabarem de me dizer o que se passa, digo ao que está errado que não volte a fazer isso, tu é que estás errado, não voltes a fazer isso, isso causa discussões com os outros, não venhas para aqui causar problemas e se isso continuar, expulso-te.

No final de uma disputa, os pacientes são ouvidos e o terapeuta procura formas de resolver o conflito. Se os protagonistas não quiserem ouvir a razão, o terapeuta pode chegar ao ponto de expulsar o paciente que provocou o conflito e este abandonar o tratamento. Estes casos são extremamente raros, pois o terapeuta privilegia o diálogo entre os pacientes e o apoio mútuo.

IV.6.2. Interacções paciente/terapeuta

Quaisquer que sejam as circunstâncias da vida, quando dois, três, quatro, cinco ou seis indivíduos se encontram no mesmo local e nas mesmas circunstâncias, pode haver problemas. É por isso que ZE Kane, antecipando os derives que podem ocorrer na sua estrutura, iniciou uma linha de conduta que todos os seus pacientes são obrigados a respeitar.

As autoridades administrativas e sanitárias do distrito deram instruções no sentido de que se um paciente estiver ali à procura de problemas, deve ser expulso e obrigado a sair, porque se houver problemas, o terapeuta será a primeira pessoa a ser presa, pelo que esta informação é dada a qualquer novo paciente que chegue. Qualquer pessoa que queira causar problemas é expulsa da "aldeia terapêutica". E se um doente for suspeito de ter uma doença contagiosa, o terapeuta é convidado a chamar os médicos, que vêm de vez em quando verificar o estado das instalações e a saúde dos doentes. Para o efeito, os doentes vivem em perfeita harmonia, ajudando-se mutuamente, como diz um dos nossos informadores:

QMZ: "Vamos tentar falar sobre as suas interacções com outros doentes, como é que vive nesta sala comum?

REN: "No nosso quarto, porque quando cheguei encontrei alguns anciãos que me deram diretamente uma linha para conduzir, por isso, desde que estou aqui, somos como uma família de 05, 6, 7 pessoas, o mesmo pai, a mesma mãe, vivemos juntos, cumprimentamo-nos, tomamos o pequeno-almoço juntos, almoçamos juntos, fazemos as noites juntos, fazemos as orações juntos, não é individual, é como um .... por isso, no nosso quarto não há troca de palavras, somos como filhos de uma mãe e de um pai, é tudo muito calmo".

QMZ: "Então, desde a sua chegada, não teve nenhum aquecimento com outros doentes?"

REN: "Não, muito pelo contrário, muito pelo contrário, são piadas, é diversão até à uma da manhã, são comentários sobre tudo e sobre nada, é como estar numa casa com os filhos da mãe e do pai, por isso não há discussões, não há palavrões, não, é tudo cor-de-rosa, é tudo cor-de-rosa".

A relação entre terapeutas e pacientes na aldeia terapêutica ZE Kane é de convívio, de amor, de partilha e de respeito mútuo. São estes os valores que regem o quotidiano de todos na aldeia terapêutica ZE Kane. E isso justifica-se pelo facto de muitos pacientes, depois de terminarem o seu tratamento, manifestarem o desejo de regressar e passar alguns dias aqui. Para além disso, expressam o sentimento de que têm muito boas recordações do tempo que passaram na aldeia terapêutica ZE Kane. Muitos deles também encontraram aqui um amante ou uma namorada. A permanência no mesmo local aproxima as pessoas e, de tempos a tempos, estabelecem relações, tanto de amizade como românticas.

IV.7. Itinerários terapêuticos dos doentes

Quando as pessoas se sentem doentes, precisam de ajuda, venha ela de onde vier. No caso das fracturas ósseas no nosso país, a situação é cada vez mais difícil, pois o país não dispõe de ortopedistas nem de cirurgiões ósseos em número suficiente e os tratamentos são cada vez mais caros. Perante tudo isto, as pessoas que sofrem de fracturas vão multiplicar as formas e os meios de procurar tratamento para o seu caso. Neste caso, identificámos cinco tipos diferentes de itinerários terapêuticos para os doentes:

Os doentes recorrem inicialmente aos hospitais após o acidente. Se não ficarem satisfeitos, passam para as "aldeias terapêuticas".

Para outros, após o acidente, vão para "aldeias terapêuticas". Se não encontrarem uma cura, podem procurar outras "aldeias terapêuticas" como a estrutura da ZE Kane.

Para outros, chegam diretamente à "aldeia terapêutica" da ZE Kane. Se o caso do paciente for considerado controlável pelos terapeutas, o tratamento começa imediatamente. Se considerarem que o caso é grave, encaminham o paciente para uma radiografia e o paciente regressa para tratamento.

Da mesma forma, algumas pessoas passam por dois ou três hospitais antes de irem para uma "aldeia terapêutica". Um dos nossos informadores descreveu o seu itinerário nos seguintes termos

QMZ: "Para onde foi depois do seu acidente?

REN :Depois do meu acidente, fui internado no hospital de Ebome, onde estive cerca de uma semana. Não havia cuidados intensivos, não havia nada para me evacuar, fui imediatamente evacuado para o hospital regional de Edea, onde tive uma reunião com o diretor do hospital, Gustave TCHAGADIGUI, que é um especialista em ossos, Tinha uma dupla fratura da clavícula e uma luxação do ombro esquerdo, pelo que, para piorar a situação, a clavícula foi mesmo operada, mas o ombro não foi recolocado no seu lugar, e foi aí que tudo correu mal, com a certeza de que, quando saísse da operação em 14 de julho de 2019, teria o meu braço de volta em dezembro. Pois bem, não foi o caso, foi só em dezembro que encontrei outra oportunidade, uma vaga que fomos aconselhados a ir a um centro ortopédico em Bepanda Boulangerie la paix onde fui internado e o médico também estava esperançoso ha mas, onde passamos quase um ano dez dias ga não deu que fiz o comentário me libertei sozinho ga não valia a pena.

É necessário libertar os lugares e ir procurar noutro lugar, feito isso, voltei à aldeia de Kribi para passar praticamente um ano inteiro sem cuidados, E um dia, no cais de desembarque, em casa, dado que a direção geral do cais de desembarque me tinha dado um pequeno posto de recolha do Hall, o diretor, o Sr. Nana Tabet Anicet, um Bamileke, disse-me Sr. NGANDO, o senhor foi um pescador corajoso aqui, dado que é deficiente neste momento, mas pelo menos com uma mão consegue desenrascar-se, nós damos-lhe os bilhetes e pronto, é nos bilhetes feitos que eu encontro uma rapariga, uma jovem rapariga que me faz perguntas sobre como é que é isso... No início não queria, estava um pouco cansado de responder às perguntas das pessoas, de lhes falar um pouco da minha posição física, mas a rapariga insistiu porque queria que eu lhe comprasse o peixe, era uma amiga, afinal não era uma namorada, era uma amiga, insistiu, insistiu, depois passámos à fase seguinte, eu disse-lhe, ela disse, bom, vamos fazer..,

Arranja algum dinheiro e vamos dar uma vista de olhos em Nko'olong, há um pai que é curandeiro, um especialista em ossos, e então marcámos uma consulta e demos uma volta, o velhote examinou-me e deu-me os pormenores do que eu tinha de trazer, por isso respeitei isso e voltei e fizemos a entrevista e no dia seguinte, a 19 de setembro, outubro de 2021. A partir do dia 20, a chegada foi no dia 19, ele começou a trabalhar no dia 20, por isso estou a um mês e meio de distância. Estou confiante, e sabe, quando um doente chega ao hospital, seja com o "Ngueng- ngang" ou no hospital, ele está sempre firmemente convencido de que vai ficar bom outra vez, por isso temos esperança de que, de uma forma ou de outra, ele vai ficar bem.

A procura de cuidados significa que os doentes têm de andar para trás e para a frente, consoante o caso e os recursos disponíveis, entre as estruturas de saúde modernas e as estruturas de cuidados tradicionais. Para o doente, o resultado esperado destas idas e vindas é a cura. Foram observados itinerários diferentes entre os pacientes da aldeia terapêutica ZE Kane. Muitos dos nossos informadores escolheram itinerários diferentes depois do seu traumatismo.

IV.8. Auscultação dos doentes

O nosso informador conta-nos que os pacientes eram examinados à mão. O terapeuta usava a mão para sentir a posição dos ossos, com a experiência que tinha adquirido, e um doente chegou com uma fotografia, o que o sensibilizou para a delicadeza dos casos que se lhe podiam apresentar. O doente em questão chegou com uma fotografia que mostrava fissuras na tíbia do doente, como uma garrafa com fissuras, e ele receou que alguns casos fossem fracturas, quando podem ser travadas com força, se calhar são fissuras e acabamos com o pé todo a desfazer-se (a partir-se).

Desde então, a fim de melhorar a eficácia dos seus cuidados, o terapeuta introduziu a exigência de uma radiografia aos pacientes. Atualmente, a grande maioria dos pacientes que chegam ao centro de saúde ZE Kane são convidados a apresentar-se com uma radiografia, uma ferramenta que ajuda a melhorar o tratamento **dos pacientes.** Perante os resultados, as mensagens estão a ser divulgadas e transmitidas a pessoas em situação de fratura, e as pessoas acorrem em massa a esta aldeia terapêutica. Ao integrar desta forma as ferramentas de análise biomédica nos cuidados aos doentes, as práticas médicas tradicionais estão a ser modernizadas, adaptadas e melhoradas para proporcionar melhores cuidados aos doentes.

IV.9. Faturação dos cuidados

O tratamento das fracturas na aldeia terapêutica ZE Kane é quase gratuito. De facto, todas as pessoas com quem falámos estavam satisfeitas com a forma como o terapeuta as tratou. No início, pede-se ao doente um bule para o seu chá de massagem, pacotes de lâminas para as incisões feitas durante o tratamento, um pacote de açúcar, uma lata de leite, uma lata de chá matinal para o pequeno-almoço do terapeuta e uma módica quantia de cinco mil francos para a procura de medicamentos no mato, e o terapeuta pode começar o seu tratamento, seja qual for o caso. No final do tratamento, o preço do tratamento é negociado à discrição do paciente. Como diz o nosso informador

QMZ: "Quanto custa o tratamento de um doente na sua clínica? RZK: "Os doentes que vêm ter comigo, porque nós recebemos... Posso dizer-lhe que não temos um preço fixo, porque os doentes, e a infinidade de doentes que aqui chegam vindos de todo o lado, sabe qual é? Quando finalmente melhoram... O doente em que se confia é aquele que fica cá, todos os que vêm para tratamento e se vão embora não confiam neles. Porque assim que este último vê que já está curado, mesmo que o vejamos chegar quando ele nos diz que vai buscar dinheiro, vai-se embora sem retorno. E eu não posso queixar-me à pessoa. Por isso, o que acontece é que se o doente chega, peço-lhe para comprar o seu boião de massagem, porque os doentes não misturam os remédios. Tem o seu remédio porque o sangue está mau, nesta altura há doenças como a SIDA e outras. Você compra o pote, o seu pacote de lâminas é seu, se a lâmina não cortar mais, você pega uma nova, entrega para mim e assim que eu terminar de fazer as incisões, eu devolvo a lâmina. Também digo ao doente que, quando vem aqui para tratamento, este é o apanhador de ligaduras. Depois de comprar o seu boião de massagem, dá-me uma caixa de matinal, um pacote de açúcar e uma lata de leite, e quando eu for buscar o medicamento, dá-me cinco mil francos, por isso, mesmo que se vá embora, se eu acabar de o tratar sem problemas, já recebi a minha parte. E se tiveres um bom coração, acabas o tratamento, perguntas-me quanto tens de me pagar e eu pergunto-te quanto podes pagar a ti próprio? Se me disseres quanto podes pagar, dás-me essa quantia e eu aceito-a. E se me disser quanto pode pagar e não me der e se for embora, não há problema nenhum porque eu trato mais os doentes para lhes ajudar o espírito".

QMZ: "Então não há um valor que se possa cobrar por um doente com uma fratura no pé?"

RZK: "Não posso mentir sobre o facto de haver um montante fixo, porque os doentes decidem à medida que vão fazendo as suas escolhas. Um doente pode dar-me vinte mil, outro trinta mil, outro cinquenta mil. Mas as coisas vão crescer, porque quando comecei nem sequer aceitava cinco francos, só porque a vida se tornou difícil para toda a gente - um quilo de arroz continua ao mesmo preço que da última vez? Portanto... Estamos também numa situação em que, se acontece alguma coisa, diz-se muitas vezes que (provérbio) talvez possa acontecer alguma coisa de mal. É que, quando a autoridade vem prender-nos, temos de saber o que fizemos, uma soma que podemos dizer a um doente. Muitas das pessoas que trato peço-lhes para se irem embora quando vejo que não podem pagar alguma coisa, que não têm nada, peço-lhes para se irem embora. Em vários casos acabo de as tratar e peço-lhes para se irem embora, não vos peço nada, e também as minhas pessoas, as que conheço que são meus familiares ou estrangeiros que não são meus familiares, se me dizem que não têm nada, digo-lhes que se devem ir embora.

Esta magnanimidade é uma das razões pelas quais a "aldeia terapêutica" de ZE Kane é tão popular. É por isso que é raro que um caso de fratura que ocorra nesta localidade seja tratado num hospital noutro local, mas seja qual for o caso, o primeiro porto de escala é a "aldeia terapêutica" de ZE Kane.

CONCLUSÃO

Em suma, o objetivo deste estudo foi descrever as percepções, as representações e as interacções observadas na aldeia terapêutica de ZE Kane, respondendo à pergunta: Quais são as razões que levam os pacientes a recorrer às aldeias terapêuticas? Existem várias razões pelas quais os pacientes escolhem a medicina tradicional para a gestão e o tratamento das fracturas ósseas. O custo do tratamento é quase gratuito, as experiências dos pacientes, o sentimento de estar sempre em família, o sentimento de ineficácia da medicina moderna através dos diferentes itinerários terapêuticos, o tempo de tratamento - em suma, são muitas as razões que levam os pacientes a escolher a medicina tradicional para o tratamento de pacientes que sofreram traumatismos.

CONCLUSÃO GERAL

A humanidade sempre procurou e encontrou formas e meios de curar as doenças que ameaçam a sua existência. Assim, em todas as partes do mundo, ao mesmo tempo que se esforçava por se adaptar a diferentes ambientes, o homem foi capaz de encontrar e desenvolver conhecimentos e práticas para preservar a sua existência através de produtos de origem natural, mineral, animal ou vegetal (Tchoumi, 2021). Estes conhecimentos e práticas, a que chamamos farmacopeia e medicina tradicional, são transmitidos e enriquecidos de geração em geração, e estão a ser gradualmente estruturados e codificados. Este trabalho insere-se neste processo e tem por objetivo apresentar o contributo da prática tradicional no tratamento das doenças ósseas. Tentámos abordar o problema do ponto de vista da assistência ao doente numa aldeia terapêutica. O fenómeno que tentámos explicar é o que está consagrado no conceito de "núcleo central", ou seja, as práticas de cuidados. Para explicar este fenómeno, que é mais do que um resultado ou um indicador, é um fator de explicação das escolhas terapêuticas dos doentes. Apoiamo-nos nas teorias das representações sociais (Moscovici 1961) e no cinema de observação através do conceito de "câmara participativa". Globalmente, o nosso objetivo era responder à questão de investigação: **Porquê este desejo de ir para uma aldeia terapêutica para o tratamento de fracturas?**

O objetivo desta investigação foi **evidenciar o contributo das práticas tradicionais no tratamento das doenças ósseas em geral e na aldeia terapêutica de ZE Kane em particular.** Isto levou-nos a identificar três objectivos específicos: identificar o modo de tratamento e descrever as características socioprofissionais dos pacientes que recorrem às aldeias terapêuticas em caso de doença óssea; descrever as práticas de tratamento das doenças ósseas numa aldeia terapêutica; e descrever as práticas de tratamento das doenças ósseas numa aldeia terapêutica.

e, por fim, compreender a lógica de encaminhamento dos doentes para as aldeias terapêuticas. Para atingir o objetivo desta investigação, foram tomadas medidas específicas a partir do protocolo de investigação.

A primeira parte destina-se a estabelecer as bases teóricas e conceptuais sem as quais este trabalho seria desprovido de qualquer substância e significado.

Uma segunda fase foi dedicada à operacionalização das nossas hipóteses e à análise dos dados recolhidos no terreno através de entrevistas e observação.

Os resultados obtidos permitem estabelecer as seguintes relações de causalidade: O modo de tratamento e o estatuto social dos pacientes que sofrem de doenças ósseas explicam o recurso às aldeias terapêuticas. O tratamento dos pacientes que sofrem de doenças ósseas segue um protocolo estabelecido pelos terapeutas. Os doentes são encaminhados para as aldeias terapêuticas por razões económicas e por um sentimento de eficácia simbólica.

Contribuição para a investigação

O objetivo de todo o trabalho de investigação é dar uma contribuição significativa para um determinado problema, a fim de fazer avançar a ciência. O âmbito desta investigação é duplo: científico e prático.

Em termos científicos, esta investigação permitirá à antropologia da saúde e à investigação em medicina tradicional conhecer os saberes, métodos e práticas endógenas de tratamento das doenças ósseas em particular (fracturas, entorses e luxações).

De um ponto de vista aplicado, esta investigação é uma ferramenta que pode ser utilizada para apoiar as decisões dos organismos responsáveis pela saúde (OMS, Minsante), do MINAC e da UNESCO, para dispor de um instrumento de tomada de decisão no que diz respeito aos cuidados de um determinado tipo de doença óssea, à conservação das práticas terapêuticas e à valorização dos conhecimentos e saberes endógenos.

Os limites da investigação

Em conclusão, no momento em que escrevemos, é de notar que o objetivo do nosso estudo foi alcançado. No entanto, mesmo que o objetivo desta investigação tenha sido alcançado, é verdade que, como qualquer trabalho humano, pode ser melhorado. A principal limitação do nosso trabalho de investigação prende-se com a dimensão da nossa amostra de investigação.

Um olhar para o futuro.

À medida que este projeto de investigação se aproxima do fim, podemos esperar uma série de pistas para trabalhos futuros.

No final desta investigação, parece que, para além dos limites da investigação, o objetivo do nosso trabalho de investigação foi alcançado. Foi estabelecida uma compreensão, explicação e análise das razões subjacentes à utilização de aldeias terapêuticas e práticas de cuidados para as doenças ósseas. Os contributos desta investigação foram apresentados e a importância deste estudo no contexto dos Camarões, e mesmo dos países da bacia do Congo em geral, não deve ser negligenciada. Cabe, portanto, aos investigadores aproveitar este trabalho em investigações futuras, a fim de desenvolver uma verdadeira literatura sobre a medicina tradicional em geral e sobre as práticas de tratamento das doenças ósseas nas aldeias terapêuticas em particular.

BIBLIOGRAFIA

Marc-Eric Gruenais, 2002 " La professionnalisation des " neo-tradipraticiens " d'Afrique centrale " in Sante publique et Sciences Sociales N°8&9 Juin.

M. E. Gruenais, D. Mayala, "Como eliminar a "eficácia simbólica" da medicina tradicional?".

Marc-Eric Gruenais 1991, "Para uma nova medicina tradicional em África: o exemplo do Congo. " Sem o padre, sem a dança, as poções não poderiam ser eficazes? " " In la Revu du Praticien. Medicina geral, tomo 5 N°114.

Eliwo Mandjale Akoto, Paulette Beat Songue, Samson Lamlenn, Jacques Pokam wadja Kemajou et Marc-Eric, 2001 " Infirmiers prives, tradipraticiens, accoucheuses traditionnelles a la campagne et a la ville " in Bulletin de 1 APA D ; un systeme de sante en mutation : le cas du Cameroun.

Marc-Eric Gruenais, Laurent Vidal, 1994. "Medecins, Malades et Structures Sanitaires : Temoignages de praticiens a Abidjan et Brazzaville" in ORSTOM, Departement Sante UR, Societes, populations, sante 213, rue La Fayette 75480 Paris Cedex 10.

Annie. Walter. 1982 " Ethnomedecine et Anthropologie medicale. Bilan et perspectives" in cah, O.R.S.T.O.M. Ser, Ssci Hum. Vol XVIII. N°4 pp 405-414.

Fainzang. S, 2000 " la maladie, un objet pour l'anthropologie sociale " in Ethnologie Comparees Universite de Montpellier 3. França.

Fainzang. S, 1999, " L'Anthropologie medicale dans les societes occidentales ". In sciences sociales et sante, John Libbey. Pp 5-28

Olivier de Sardan. J.P, 2006 " Anthropologie de la Sante " In le dictionnaire des sciences humaines. S. Mesure & P. Savidan (eds). PUF. Paris. Pp 1039-1041

Reveyrand.O, 1983 " Etiologie et perspective de la maladie dans les societes modernes et traditionnelles ", Premier Colloque National d'Anthropologie Medicale. Paris.

Dozon. J.P, Sindzingre.N, 1990 " Le pluralisme therapeutique et medecine traditionnelle en Afrique contemporaine ", Fond documentaire ORSTOM N°30 Gando. A, 2006 Política Nacional de Medicina Tradicional.

Auge. M, 1986 " L'Anthropologie de la maladie ", In l'homme, pp 81-90.

Plano de Desenvolvimento Municipal de Niete 2013

Plano Nacional de Desenvolvimento Sanitário 2016

Mbonji Edjenguele, 2009 Sante, maladies et medecine africaine, plaidoyer pour l'autre tradipratique, Les Presses Universitaire de Yaounde.

Tchoumi Tchouli Elisabeth, 2020 Approche socio-anthropologique du recours au massage traditionnel lors des fractures humaines par la population de Ngaoundere 1er et 2eme memoire de master recherche Universite de Ngaoundere.

FILMOGRAFIA

Canal + Studio 2022, "Baby-Boom

Jean Rouch " l'initiation a la danse des possedes " (iniciação à dança dos possuídos)

Pierre Tizi Lankissa 2020 "A sucata metálica é o nosso futuro

Ghislaine Magouo Tainon 2020 "Cabaret de Djebba

APÊNDICES

Apêndice 1: Atestado de investigação

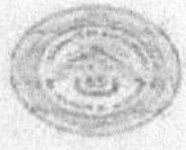

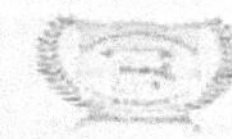

UNIVERSITE DE NGAOUNDERE

REPUBLIQUE DU CAMEROUN
PAIX-TRAVAIL-PATRIE
REPUBLIC OF CAMEROON
PEACE-WORK-FATHERLAND

FACULTE DES ARTS, LETTRES ET SCIENCES HUMAI

Tél : (237)222254018/222254027

THE UNIVERSITY OF NGAOUNDERE

FACULTY OF ARTS, LETTERS AND SOCIAL SCIENCES

N° ___________ /UN/D-FALSH/CD-SOCIO-ANTHROP

Le Vice-Doyen chargé de la Recherche et de la Coopération

The Vice- Dean in charge of the Research and Cooperation

Ngaoundéré le ___ 3 0 JUN 2021

ATTESTATION DE RECHERCHE

Le Vice-Doyen chargé de la Recherche et de la Coopération de la Faculté des Arts, Lettres et Sciences Humaines de l'Université de Ngaoundéré atteste que l'étudiant **ZONGO MERIC**, né le 28/11/1994 à Adjap, est inscrit en Master II recherche, au titre de l'année académique 2020-2021, dans la filière Sociologie, option : anthropologie visuelle suivant la décision N°2021/060/UN/R/SG/DAAC/D-FALSH/VDS du **05 mars 2021**, sous le matricule 19B877LF. Il effectue, à cet effet, un travail de recherche sur le thème : « *Patrimonialisation des savoirs thérapeutiques traditionnels : les soins des fractures dans le village thérapeutique de Ze Kane Samuel à Niété* ».

Nous le recommandons auprès des institutions, organismes et personnes ressources susceptibles de lui fournir des informations nécessaires à la réalisation de son étude.

En foi de quoi, la présente Attestation lui est délivrée pour servir et valoir ce que droit

LE VICE-DOYEN

Apêndice 2: Autorização de tiro

REPUBLIQUE DU CAMEROUN
Paix – Travail – Patrie

MINISTERE DES ARTS ET DE LA CULTURE

DELEGATON REGIONALE DU SUD

DELEGATION DEPARTEMENTALE DE L'OCEAN

B.P : 605 Kribi   Tel : 699244329
mbengvictor@yahoo.fr

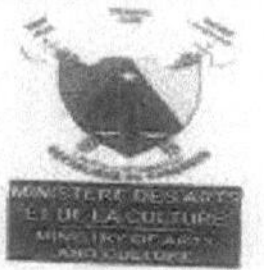

REPUBLIC OF CAMEROON
Peace – Work – Fatherland

MINISTRY OF ARTS AND CULTURE

SOUTH REGIONAL DELEGATION

OCEAN DIVISIONAL DELEGATION

PO.Box : 605 Kribi Tel : 699244329

Kribi, le .1 8 NOV 2021

AUTORISATION DE PRISES DE VUES CINÉMATOGRAPHIQUES
(PERMIT TO FILM)

VU LE DÉCRET N° 90/1462 DU 09 NOVEMBRE 1990, fixant les conditions et les modalités d'obtention des autorisations d'exercice de l'activité cinématographique.
In accordance with decree n° 90/1462 of 9th November 1990 to lay down the conditions and procedure for obtaining authorization to carry out cinematographic activity

AUTORISATION N° 14 /APV/RS/DDAC-O
Permit N°

VALABLE DU : 25 octobre au 31 décembre 2021
Valid till

EST ACCORDEE A : ZONGO Méric titulaire de la CNI n° 1158467709 du 26
Is given to :   avril 2012

QUALITE : Etudiant
Profession

ADRESSE : Ngaoundéré-Cameroun Tél : 655 091 765
Address

POUR EFFECTUER DES PRISES DE VUES CINEMATOGRAPHIQUES
To take film Picture

DANS LES LOCALITES CI-APRES : Village thérapeutique de ZE KANE Samuel

TITRE : Pratiques des soins des maladies des os à Niété.
Title

RESUME : L'observation de la pratique des soins thérapeutiques et impressions auprès de patients.

FORMAT : Appareils photo, caméscope, téléphones.

EQUIPE DE TOURNAGE : ZONGO Méric

N.B. :

* La Délégation Départementale des arts et de la culture décline toute responsabilité en cas de modification, aux risques et dépens du réalisateur, du contenu du film après l'obtention de la présente autorisation.
* L'utilisation d'un drone requiert un accord de l'Autorité Aéronautique.
* « Aucune œuvre cinématographique, quels qu'en soient le genre et le format, ne peut être mise en circulation au Cameroun en vue de sa représentation en séance publique, à des fins commerciales, éducatives ou culturelles, si elle n'a pas obtenu le visa réglementaire délivré par le Ministre chargé de la cinématographie ». (Cf. article 18, al.1 du décret n° 90-1462 du 09 novembre 1990 fixant les conditions et les modalités d'obtention des autorisations d'exercice de l'activité cinématographique).

Le Délégué Départemental

Apêndice 3: Autorização de investigação

REGION DU SUD	REPUBLIQUE DU CAMEROUN
----------	Paix – Travail – Patrie
DEPARTEMENT DE L'OCEAN	----------

ARRONDISSEMENT DE NIETE	

SOUS-PREFECTURE D'ADJAP	

BUREAU DES AFFAIRES ADMINISTRATIVES	LE SOUS-PREFET
JURIDIQUES ET POLITIQUES	A
----------	MONSIEUR ZONGO MERIC
	Etudiant à l'université de Ngaoundéré.

Ref : V/L en date du 17/11/2021

N° 005 /L/L11-01-1/BAAJP

Objet : A/S demande d'autorisation
de recherche

Monsieur,

Accusant réception de votre lettre visée en référence dont l'objet est repris en marge.

J'ai l'honneur de marquer mon accord pour le compte de vos travaux de recherche dans mon ressort de commandement, portant sur le thème : « LE VILLAGE THERAPEUTIQUE DE ZE KANE SAMUEL PRATIQUES DE SOIN DES MALADIES DES OS A NIETE. »

A cet effet, vous voudrez bien prendre préalablement attache avec le Chef Traditionnel de 3ème degré Nko'olong abritant le site ciblé qui vous assurera les facilitations nécessaires.

Veuillez agréer, Monsieur, l'expression de ma parfaite considération.

Copies :

- Préfet/Oc/kbi : « ATCR »
- Chef trad. Nko'olong » p. info et dispositions utiles à prendre »

Adjap, le 1 0 DEC 2021

Le Sous-Préfet Préfet
par Délégation,
L'Adjoint

Bernabé Ndzana
Secrétaire d'Administration

Ficha de identificação do inquérito

Nº	Pessoas inquiridas	Género	Idade	Aldeia	Grupo étnico	Religião	Ocupação	Nível estudo	Estado civil	Tipo de fratura	Data da entrevista
O1	ZE KANE Samuel	M	94	NKO'OLONG	BULU	ADVENTISTE	terapeuta	5ª	VEUF	Aldeia terapêutica	27/11/2021
02	MONAYONG	M	60	NKO'OLONG	BULU	ADVENTISTE	terapeuta	2°C	Marie	Aldeia terapêutica	12/12/2021
03	MARTIN ZE OKOTO Emilienne	F		ADJAP NKONTOCK	BULU	EPC	MENAGERE	Gravata	MARIE	Fratura do fémur correto	08/01/2022
04	MAKON	M	23		BASSA	CATÓLICA	ESTUDANTE		Individual	Fratura dupla do tíbia, perónio esquerdo	17/12/2021
05	CHARLES MEVA'A	M	40	ADJAP	BULU	CBC	PLANTADOR	3ª	Individual	Deslocação do anca	31/12/2021
06	SAMUEL CHARLIE MENGUE CECILE NLATE	F	53	KRIBI	MABEA		Menageiros		Individual	Fratura do fémur correto	18/11/2020
07	FELIX	M	38	ZINGUI	BULU	EPC	GENDARME	O	Individual	Fratura do fémur esquerda	25/11/2020
08	MBO'O	M	28	EBOLOWA	BULU	EPC	Estudante	O	Individual	Fratura do coluna de vertebrados	22/11/2020
09	ARNAUD EYOMANE CHRISTIANE	F	47	BIDOU II	BULU	Igreja Nova	Cabeleireiro	‖ER	Viúva	Apuramento e fratura da tíbia	13/01/2022
10	DESEJO Mbo MARIE	F	68	Akok	BULU	EPC	Menageiros		Viúva	Pessoas idosas	17/01/2022
11	SHEY VINCENT	M	62	TANKENG	WIBOM	Católico	Mecânico	Cepe	Marie	Fratura	26/01/2022

Nº	Pessoas inquiridas	Género	Idade	Aldeia	Grupo étnico	Religião	Ocupação	Nível estudo	Estado civil	Tipo de fratura	Data da entrevista
12	KABEYENE FILOMENO	F	85	EDOUDOUMA	BULU	Adventista	menagere		Viúva	Tíbia/Perónio Pessoas idosas	14/01/2022
13	ATYAM MARIE CLAIRE	F	38	Nko'olong	Bulu	Católico	Menageiros	CEPE	Individual	Iena radipática	15/12/2021
14	EVE'E IEAN YVES	M	62	Nko'olong	Buhl	EPC	Contrato	CEPE	Mariee	Entorse	10/01/2022
15	OKOTO OKOTO IULIEN	M	40	Nko'olong	BULU	EPCO	Agente de 1 Estado	CEPE	Marie	Notável/ Fratura da tíbia (esquerda)	22/01/2022
16	NGOULA	M	32	BIVOUBA	BASSA	Católico	Rastreador	CM1	Individual	Chamada por doença Braço fracturado (direito)	28/01/2022
17	DAVID EVINA KENAN	M	4	Nko'olong	BULU	EPC	Estudante				02/02/2022
18	MAKON BORIS	M	27	NKONTOCK	BASSA	Católico	Debrouillard	3ª	Individual	Licença por doença	28/12/2021

19	MINKO AMELIE	F	54	AFAN6OVENG	BULU	Católico	Menageiros	^eme	Individual	Relógio doentio	15/02/2022
20	EYENGA MARIETTE	F	74	AKOMI	BULU	Católico	Menageiros	CEPE	Mariee	Fratura do fémur (esquerda)	15/12/2021
21	NZIE LUC FERRAN	M	27	MEYO	FANG	Adventista	Debrouillard	CEPE	Individual	Fratura da clavícula (direita)	29/12/2021
22	EKOUBE NGANDO PATRIC	M	37	MBOUA-MANGA	BATANGA	EPC	Piloto de rebocador	CEPE	Individual	Fratura da clavícula e deslocação do ombro (esquerda)	29/12/2021
23	MINKOUA NESTOR	M	25	NLENDI	FANG	EPC	ESTUDANTE	^eme	Individual	Fratura dupla do fémur (esquerda)	20/11/2020
24	EDJIDJI BERTINA MARIE-NOELLE	F	40	EDOUDOUMA	BULU	EPCO	COMISSÁRIO DE FARMÁCIA		Mariee	Pessoal da Sanle	09/02/2022
25	MEYE RAYMOND	M		ADJAP	BULU	EPC	ENFERMEIRA		Marie	Pessoal da Sanle	09/02/2022
26	MIMPOUGA	F	56	NTSINDA	MAKA	EPC	Menageiros	6ª	Mariee	Deslocaço da anca	02/02/2022
27	EKOTO CLAIRE LYDIE MBOM MBOM JOSEPH	M		Y embong	Bulu	EPC	Debrouillard		Celibalaire	Relógio doentio	18/02/2022
28	OLOUN ESTHER	F	92	Zoe-tele	Esse	EPC	Menageiros		Viúva	Deslocaço da anca	18/02/2022
29	MFOUM LABELLE	F	19	Nko'olong	Bulu	Católico	estudante	4 erne	Celibalaire	Fratura do braço (esquerdo)	20/02/2022
30	EFFA MOISE	M	24	AKOK	BULU	EPC	Debrouillard	4.o ano	Celibalaire	Dupla tíbia do Ira cl u re perone (esquerda)	28/01/2022
31	Francine	F	42	BIDOUIII	BULU	EPC	Menageiros		Celibalaire	Deslocaço do tornozelo (direita)	28/01/2022
32	CAROLE ANRIETTE	F	29	KRIBI EBWA	FANG	EPC	Menageiros		celibatário	Relógio doentio	19/11/2021
33		F	58						viúva	Relógio doentio	19/11/2021

Apêndice 5: Guia de observação

I Apresentação do contexto do estudo

O ambiente

Ruído

A luz

O espaço de trabalho

A estrutura da aldeia terapêutica

Materiais

A estrutura interna

Artigos de cuidado

Camas (materiais)

Disposição das camas

Os doentes

II actividades de cuidados

Acolher os doentes (palavras, expressões faciais, risos, sorrisos).

Comportamento

O terapeuta

O doente

Guardas doentes

Gestos

A aparência

Atenção

1) Auscultação do paciente

1) O comportamento do terapeuta (gestos, expressões faciais, discurso, tom, etc.)

2) Comportamento dos doentes (

Avaliar o cliché radiofónico

Comportamento,

Gestos,

Mímica

Palavras

Palpação do corpo com dor

Gestos no doente

Emoções e expressões faciais

A letra

Fabrico de ferramentas: o "Akang

O material de fabrico

De onde vem

Como é fabricado

Como utilizar

Preparação do medicamento:

Tipos de medicamentos

Tipologia das folhas (origem, qualidade

Tipo de casca (origem, qualidade, etc.)

Artigos de preparação

Preparação

Preparação das folhas

Preparação da casca

Preparação do pó

III o corpo em ação

Interacções tradicionais entre o médico e o doente

Interacções doente/doente (discurso, expressões faciais, etc.),

Massagens

As ferramentas

Gestos

Interacções tradicionais entre o médico e o doente

O comportamento do terapeuta

Comportamento dos doentes

Escarificação

Os gestos do tradipratician
As ferramentas
Emoções
A forma
Aplicação do medicamento
Os gestos e as expressões do ato de fornicar
Técnicas de ligaduras e de imobilização
Posições e gestos
Reabilitação
O processo
As ferramentas
Gestos
Objectos
O ritual de proteção
O processo
O que é necessário
A letra
Apêndice 6: Guião da entrevista cinematográfica
Início
Pode dizer-me como é que os seus pacientes são recebidos?
Que elementos pede aos seus doentes?
Por que razão exigem que os vossos pacientes façam uma radiografia?
Onde vai buscar os seus conhecimentos sobre a análise de películas de raios X?
Consulta e diagnóstico
Quais são as circunstâncias etiológicas dos seus pacientes?
Haverá uma origem mística?
Qual é a perceção que têm do seu estado de saúde?
Preparação do medicamento
Quantos elementos são necessários para o medicamento?
Quanto tempo demora a preparação de um medicamento?
Como é que o medicamento se comporta após a aplicação?
Massagem e escarificação
Que técnicas de massagem utiliza durante o seu tratamento?
Que instrumentos utiliza para a massagem?
Que posições para os seus pacientes?
Que perigos corre quando utiliza instrumentos de tratamento como lâminas de barbear? Ao manipular frequentemente o sangue dos seus doentes, tem a sensação clara de estar bem protegido? Quais são os seus meios de proteção?
Aplicação do medicamento e tempo de secagem
Que papel desempenha este medicamento no organismo?
Porque é que demora tanto tempo a secar?
Ligaduras e imobilização local
Porquê imobilizar a fratura de um doente?
Qual o impacto da ligadura na fratura?
Quanto tempo dura a imobilização local?
Que papel desempenham os pedaços de contraplacado e o "Akang"?
Que outros meios de imobilização existem?
Reabilitação física das articulações
Quais são as etapas da reabilitação?
Quanto tempo dura a reabilitação?
Que equipamento utiliza para a reabilitação?
Quem compra este equipamento?
Ritual de proteção
Porquê o ritual de proteção?
Qual é o impacto desta cerimónia depois de um doente ter sido tratado?
Qual é o simbolismo desta cerimónia? Qual é a eficácia deste ritual?
Quais são as vantagens do escoramento?
Quais são as desvantagens do escoramento?
Como podemos garantir que esta cerimónia tem um impacto no doente? Qual é a eficácia deste ritual?
Quais são as vantagens do escoramento?
Quais são as desvantagens do escoramento?

Apêndice 7: Guião da entrevista com os dois curandeiros tradicionais da aldeia
Olá, o meu nome é ZONGO MERIC e sou um estudante de investigação de Mestrado 2 em Antropologia Visual na Universidade de Ngaoundere. No âmbito da conclusão do meu mestrado, estou atualmente a realizar um estudo sobre : A aldeia terapêutica de ZE KANE Samuel: práticas de tratamento das fracturas ósseas em Niete. O objetivo do meu trabalho é investigar e compreender as razões pelas quais os pacientes que sofrem de doenças ósseas são encaminhados para aldeias terapêuticas e, ao mesmo tempo, observar as práticas utilizadas para tratar estas doenças nesta aldeia terapêutica. A rodagem do filme permitir-nos-á mostrar a vossa experiência e ver como integraram os conhecimentos da medicina convencional nas vossas práticas de cuidados tradicionais para as tornar mais eficazes e eficientes, com o objetivo de defender que os aspectos positivos dos cuidados de fracturas ósseas, como a acupunctura, sejam incorporados no nosso património, ou ver como o terapeuta tradicional pode trabalhar em conjunto com o especialista em ossos ou o fisioterapeuta para reduzir o custo das operações. Gostaria de falar convosco sobre este assunto e de saber tudo o que sabem sobre ele. Por favor, sejam honestos e sinceros comigo.
Investigador: ZONGO MERIC
Inquérito :
I. Trajetória de vida das personagens
Idade
Que idade tens?
Onde é que nasceu?
Sexo
Grupo étnico
Qual é o seu grupo étnico?
Que línguas falas ou aprendeste?
Qual é o nome da vossa aldeia?
Percurso escolar
Estudou
Qual é o seu nível de formação? Onde estudou?
Pode falar-nos da sua formação académica?
Porque é que não continuou?
O que é que fez depois dos seus estudos?
Estatuto social
Que utilidade tiveram estes estudos para si?
Durante quanto tempo exerceu o cargo de... ?
Religião
Qual é a sua religião?
Como é que se tornou parte desta comunidade religiosa?
É uma escolha pessoal ou a influência das pessoas que o rodeiam?
Porque é que escolheu esta confissão
Qual é a sua perceção da religião?
Pratica crenças tradicionais?
A sua religião impede-o de praticar (crenças tradicionais)?
Por que razão utiliza estes dois registos na sua vida?
Que utilidade tem para si a religião ocidental?
E a religião tradicional?
Estado civil
É casado?
Fale-me da sua reunião
Sob que regime?
Monogamia? Poligamia?
Porque é que escolheu este regime?
Pode contar-me a história da sua cerimónia de gestão, consuetudinária, religiosa ou civil?
Que idade tens quando te casares?
Qual é o nome da sua mulher?
Tem filhos?
Quantos filhos já teve?
Quantos rapazes?
Quantas raparigas?
Que idades?
E o espaçamento entre as crianças?
O que é que eles fazem?
Quem de entre eles está interessado na prática de cuidados?
Quem herdará este conhecimento terapêutico?

Dados demográficos das famílias

Quem são os teus avós?

Quem são os teus pais?

Tem irmãos ou irmãs?

Quantos é que ainda estão vivos?

Com quem vive a sua família?

Pais, avós, tias, tios, irmãos, irmãs, primos

Quem é que, de entre eles, se interessa pela medicina tradicional?

Profissão do cônjuge

Qual é a profissão do seu cônjuge? É um amigo?

Concubina?

Contribui para as despesas?

Como é que o fazemos?

Meios de transporte

Dispõe de um meio de locomoção? A pé? De mota? Carro? Como é que o comprou? O que é que ele faz por si?

APRESENTAÇÃO DA VILA TERAPÊUTICA DE ZE KANE Samuel

Como é que se instalou na aldeia?

Onde foi buscar a ideia de criar este hospital tradicional?

Pode contar-me a história deste hospital tradicional?

Teve algum problema na criação da sua empresa?

Quais são essas dificuldades?

Recebeu alguma ajuda para criar a sua empresa?

De quem foi essa ajuda?

Qual é a sua relação com outros praticantes tradicionais?

É uma associação? Como é que funciona?

Onde foi buscar a ideia de se tornar um tradipratician (massagista)?

Fale-me da história desta profissão

É uma paixão? Um dom?

Ou aprendeu-o?

Onde?

Como é que aprendeu?

Falar-nos sobre isso? Onde? Como?

Pagou a sua formação? Se não, porquê?

Porque é que optou por se tornar um praticante tradicional em vez de fazer outra coisa?

Há quanto tempo está no sector?

Fale-me dos seus primeiros doentes

ACTIVIDADES NA PRÁTICA DE CUIDADOS

Como organiza o seu dia de trabalho?

Que tipos de doenças ósseas são tratadas?

Entorses? Deslocações? Fracturas?

Quantos doentes vê por dia? Por mês? Por ano?

Qual é a idade e o sexo dos doentes?

Circunstâncias etiológicas dos doentes

Na sua opinião, quais são as circunstâncias etiológicas dos seus doentes?

O que é que os seus pacientes lhe dizem?

Motivo da consulta

Porque é que os doentes recorrem à medicina tradicional?

Será o difícil acesso ao hospital?

É o baixo custo da medicina tradicional que está a propor?

Será a crença na medicina tradicional?

Ou insatisfação com o tratamento médico?

Que razões lhe dão os seus doentes?

Palpação do corpo em sofrimento

Tipos de doenças ósseas

Pode falar-me sobre os tipos de doenças ósseas que conhece?

De quais é que está a cuidar?

Tipos de lesões

Que tipos de lesões são tratadas?

De um modo geral, quais são os locais das lesões dos seus doentes?

Auscultação lesional dos pacientes

Como é que um doente é auscultado sem uma radiografia?

Como é que se ausculta um doente com uma imagem de raio-X?

Faturação do serviço

Quanto custa o tratamento de uma fratura?

Como funciona (em prestações ou na totalidade)

PRÁTICAS DE CUIDADOS ADEQUADAS

Fabrico de 1 instrumento de reparação óssea

De que ferramentas dispõe para cuidar dos doentes? Como é feita a gaiola?

Qual é o seu papel?

De onde vem este material?

Preparação do medicamento

Que produtos são necessários para preparar o medicamento?

Que tipo de remédios utiliza?

De onde é que vem?

Onde é que obtém estes produtos?

Quanto tempo demora a preparação de um medicamento?

Qual é o resultado?

Como são tratadas as entorses?

Deslocações? Fracturas? Qual é o local da lesão?

TEMPOS DE TRATAMENTO

A que horas se tratam as fracturas?

Porquê a esta hora do dia?

Existe uma hora fixa para receber os doentes?

Porquê?

Tratas toda a semana?

Se não, em que dias trata os seus doentes?

Quais são as fases de tratamento destas doenças?

Os tratamentos para estas diferentes doenças são diferentes?

Se não, porquê?

Quanto tempo é necessário para tratar uma entorse ou uma luxação?

Uma fratura

Que ferramentas utiliza?

Que produtos utiliza?

Auscultação dos pacientes

Como foram efectuadas as consultas no início?

Confia na biomedicina quando pede radiografias aos seus pacientes?

Como é que introduziu esta prática médica moderna?

Há quanto tempo é que pede radiografias aos seus doentes?

Estudou radiologia e imagiologia médica?

Explique-me como consegue interpretar as imagens das radiografias

ESCARIFICAÇÃO

Que tipos de tratamento oferece aos seus pacientes?

Existe uma especificidade do mal?

Porquê uma lâmina de barbear para os cortes?

Quem compra lâminas de barbear?

Quanto tempo dura uma lâmina de barbear?

Porquê fazer os cortes no corpo do doente todos os dias?

Aplicação do medicamento

Quanto tempo é que demora a secar depois de aplicar o medicamento? Qual é a eficácia deste medicamento?

BANDAGEM

Porque é que se faz o curativo do assento da lesão? Quais são as técnicas de curativo?

POSICIONAMENTO DO CLIPE

Quais as diferentes posições de imobilização do doente que utiliza?

Quanto tempo pode um doente ficar imobilizado?

OS RISCOS DE SER TERAPEUTA

Quando se está no meio do trabalho, a que perigos se está exposto? Como é que lida com esses obstáculos?

Estes perigos têm impacto no seu corpo A sua vida?

A tua comitiva?

Em caso afirmativo, qual o seu impacto?

A RELAÇÃO TERAPEUTA/PACIENTE

Qual é a sua relação com os seus pacientes?

Há alguma dificuldade que encontre com os seus pacientes?

Se sim, quais?

Se não, porquê?

A prática do tratamento das doenças ósseas implica alguma proibição?

Quais?

Porquê estas proibições

Quais são os perigos para aqueles que não respeitam estas proibições?

Tem alguma receita para os seus pacientes? Alimentos?

Movimentos? Posição?

Em caso afirmativo, porquê?

ITINERÁRIOS TERAPÊUTICOS DOS DOENTES

Como é que contacta os seus pacientes?

De onde vêm os seus doentes?

Quais são as suas referências?

Quais são as condições de acolhimento dos doentes?

Pode dizer-me de onde vêm os seus doentes?

Em que estado se encontram?

Quais as razões que os levam a fazê-lo?

MONITORIZAÇÃO DOS DOENTES

Como os doentes são monitorizados

REABILITAÇÃO DOS MEMBROS

Quanto tempo será necessário para reabilitar as articulações dos seus doentes?

Como é que esta fase é realizada?

Dispõe do equipamento adequado?

De onde vem este equipamento?

RITUAL DE BLINDAGEM

Qual é o simbolismo do ritual de blindagem? Quais são os utensílios de blindagem? Como é efectuado o ritual de blindagem?

Porque é que o ritual de blindagem é realizado depois de um paciente ter sido tratado?

O sacrifício da galinha tem algum impacto na vida do doente?

Reuniões difíceis

Que dificuldades encontrou no decurso do seu trabalho? Como é que as ultrapassou?

Satisfação dos trabalhadores

Como é que se sente quando vê um doente?

Como é que se sente depois de tratar um doente?

Porque é que se sente assim?

Tem a impressão de que os seus doentes estão gratos?

Porquê?

Apêndice 8: Guia de entrevista para os doentes

Olá, o meu nome é ZONGO MERIC e sou um estudante de investigação de Mestrado 2 em Antropologia Visual na Universidade de Ngaoundere. No âmbito da conclusão do meu mestrado, estou atualmente a realizar um estudo sobre : A aldeia terapêutica de ZE KANE Samuel: práticas de tratamento de fracturas ósseas em Niete. O objetivo do meu trabalho é investigar e compreender as razões pelas quais os pacientes que sofrem de doenças ósseas são encaminhados para a traditherapeutes e, ao mesmo tempo, observar como estas doenças são tratadas nesta aldeia terapêutica. Gostaria de falar consigo sobre isto, para saber tudo o que experimenta e sente quando entra nesta aldeia terapêutica. Por favor, sejam honestos e sinceros comigo.

Identificação

Nome do Investigador: ZONGO MERIC

Nome do inquérito :

1) . Idade

Que idade tens?

2) . Sexo

Qual é o seu género?

3) . O grupo étnico

De que grupo étnico é? A que grupo étnico pertences? Fang? Beti? Bulu? Se sim, fale-me da história do seu grupo étnico? O que torna o seu grupo étnico especial? Quais são as coisas que identificam o teu grupo étnico? Práticas? Comportamento? Hábitos alimentares? Sexualidade Vestuário? Danças? Linguagem ?

V - Estado civil

É casado? Em caso afirmativo, com quem? Fale-me da sua cerimónia de casamento, se foi tradicional ou religiosa? Com que idade?

Se for solteiro, porquê? Deseja?

É viúvo? Divorciado? Está a viver em união de facto? Em caso afirmativo, com quem? Se não, porquê? Tem namorado ou namorada? Em caso afirmativo, pretende casar-se?

Está sozinho? Se sim, porquê?

VI   O número de crianças a cargo

Tem filhos? Em caso afirmativo, quantos filhos tem? Quantas raparigas/filhos?

Que idade? Qual é a distância entre as crianças?

Se não, porquê?

VII   O número de pessoas responsáveis pela casa.

Pai ? Mãe ? Irmão ? Outro ? Porquê

VIII   profissão do cônjuge

Qual é a profissão do seu cônjuge? Amigo? Concubina? Contribui para as despesas? Em caso afirmativo, como? Se não, porquê?

IX   Meios de transporte

Dispõe de um meio de locomoção? A pé? De mota? Carro? Como é que o comprou? O que é que ele faz por si?

XI Circunstâncias da doença

Pode dizer-me em que circunstâncias contraiu esta doença? Fale-nos desse dia. Considera que foi apenas um acidente ou algo mais? Se foi outra coisa, por favor diga-nos.

ITINERÁRIO TERAPÊUTICO PARA OS DOENTES

Para onde foi depois do acidente? Quanto tempo lá ficou? Porque é que lá esteve? Quais foram as razões que o levaram a mudar de instalações? Quem o trouxe para Nko'olong? Porquê ou porque não?

XII ACESSO AO TRADITHERAPEUTE

Quais foram as razões que o levaram a recorrer aos tratamentos tradicionais? Como é que chegou aqui? Quem o acompanhou? Porque é que veio? Que doença o trouxe aqui? Já recebeu tratamento de um traditherapeuta? Se não, porquê? O que acha do acolhimento e do atendimento? Como avalia o tempo de tratamento? Para além da medicina tradicional, utiliza algum outro medicamento? Em caso afirmativo, porquê? O que espera do seu médico de família? Existe alguma dificuldade em aceder a massagistas? Em caso afirmativo, explique-o. Como avalia o custo do tratamento? Está satisfeito com os custos? Em caso negativo, explique-se

Por favor, explique. Quem vai pagar o seu tratamento? Tem cumprido todas as suas consultas? Se não, porquê?

2-   Condições de receção

Pode dizer-me como o seu terapeuta o recebeu? Como classificaria o acolhimento nesta aldeia terapêutica? Porquê ou porque não? Que ferramentas é que o terapeuta lhe pediu para utilizar? Respondeu às exigências do terapeuta? Porquê ou porque não? Como é que se sente à vontade? Tem um assistente? Sente-se confortável com a presença de outros pacientes? Como é que se comporta no início do tratamento?

3-Relação tratamento/tratamento

Como é que avalia o processo de tratamento? Quais são as suas expectativas? Qual é a sua relação com o seu terapeuta? Arrepende-se de ter estado neste hospital tradicional? Como é que se sente durante a massagem? Tem medo de usar a lâmina todos os dias? Que técnica utiliza para reduzir as dores que sente? Como se sente durante a aplicação do medicamento? Pode descrever como se sente depois de o terapeuta ter colocado o barrete e enfaixado a fratura?

INTERACÇÕES PACIENTE/PACIENTE

Interacções: Existem conflitos na sala de convívio? O que é que pode provocar um conflito? Como é que os conflitos são resolvidos?

NUTRIÇÃO

Como é que come? Quantas vezes por dia? Quem te alimenta? Como é que organizas a tua ração?

NO INTERIOR DO DORMITÓRIO

Acordos comerciais

Onde é que guardam as vossas coisas? Como é que encontra o espaço que o acolhe? Está satisfeito com as instalações que tem à sua disposição? Porquê ou porque não?

Quem cuida da sua área de dormir?

Apêndice 9: Guia de entrevista para o pessoal de saúde da CMA

Olá, o meu nome é ZONGO MERIC e sou um estudante de investigação de Mestrado 2 em Antropologia Visual na Universidade de Ngaoundere. No âmbito da conclusão do meu mestrado, estou atualmente a realizar um estudo sobre : A aldeia terapêutica de ZE KANE Samuel: práticas de tratamento das fracturas ósseas em Niete. O objetivo do meu trabalho é investigar e compreender as razões pelas quais os pacientes que sofrem de doenças ósseas são encaminhados para aldeias terapêuticas e, ao mesmo tempo, observar como estas doenças são tratadas nesta aldeia terapêutica. Os resultados da minha investigação poderão ajudar a melhorar a qualidade dos cuidados e da gestão dos doentes que sofrem de doenças ósseas, tanto nos hospitais como nas aldeias terapêuticas. Gostaria de conversar consigo sobre este assunto, para saber tudo o que experimenta e sente assim que entra nesta aldeia terapêutica. Por favor, seja honesto e sincero comigo.

1)   **Identificação**

Nome do entrevistador: ZONGO MERIC

Nome do inquérito: qual é o seu nome?

2)   **Idade**

Que idade tens?

3)   **Género**

Qual é o seu género?

4)   **O grupo étnico**

De que grupo étnico é? A que grupo étnico pertences? Fala-me da história do teu grupo étnico? O que torna o teu grupo étnico especial? Quais são as coisas que identificam o teu grupo étnico? Práticas? Comportamento? Comida? Sexualidade? Vestuário? Danças ? Ritos? E rituais? Discurso?

5)   **Percurso escolar**

Qual é o seu nível de ensino? Primário? Secundário? Universitário? Onde é que estudou? Por que razão não prosseguiu os seus estudos?

6)   **Religião**

Qual é a sua religião? Protestante? Católico? diga-me como se tornou numa? Quais são as crenças que ainda mantém? Porque utiliza estes dois registos religiosos?

7)   **Estado civil**

É casado? Viúvo, divorciado? Solteiro? Em caso afirmativo, casado, viúvo, divorciado, solteiro? Com que idade se casou? Viúva? Divorciado? Solteiro? Porquê solteiro? Com uma mulher de que grupo étnico? Porquê ou porque não? Trata-se de um casamento consuetudinário? Civil? Religioso? Porquê consuetudinário? Civil, religioso? E as suas crenças? Quantos filhos têm? Quantas filhas? Quantos gargons? Eles trabalham? Quantos? O que é que os outros fazem? Que idade tem a primeira? Quantos anos tem o último? Quem são os vossos pais? Os teus pais ainda são vivos? Se sim, quantos é que ainda estão vivos? Se não, quando é que faleceram? O que é que eles fizeram? Quantos irmãos e irmãs tens? Quantos ainda estão vivos? Tens avós? Tias? Primos? Primos?

8)   **Estatuto social**

Qual é o seu trabalho? Há quanto tempo o faz? Pode falar-me da história da sua profissão e de como entrou nela? Arrepende-se de ter escolhido esta profissão? Porquê ou porque não?

Profissão do cônjuge

Qual é a profissão do seu cônjuge? Amigo? Concubina? Contribui para as despesas? Em caso afirmativo, como? Se não, porquê?

1)   **Meios de transporte**

Dispõe de um meio de locomoção? A pé? De mota? Um carro? Para que é que o utiliza?

2)   **Apresentação da estrutura dos cuidados de saúde**

Qual é o nome do seu estabelecimento de saúde? É público, privado ou confessional? Em que categoria se insere o seu hospital? Qual é o mapa de saúde do seu distrito? Pode falar-me dele? Quantos funcionários tem o vosso hospital? Quais são os vossos especialistas? Quem é que trata dos casos de doenças ósseas? Por que razão o fazem?

3)   **Trabalhar com terapeutas**

Com que organizações trabalha? Há quantos anos? Como está a decorrer esta colaboração? Porque é que querem trabalhar connosco? Que tipo de colaboração é que existe? Qual é a sua perceção das estruturas tradicionais de saúde? Tem casos referenciados por terapeutas? Tem casos que encaminha para terapeutas tradicionais? Quais são as diferentes patologias que encaminha para os terapeutas tradicionais? Quais são as razões para tal?

Tipos de doentes com fracturas

De onde vêm os doentes com traumatismos físicos? Os doentes vêm do local onde a doença ocorreu - porque é que vêm ter consigo? Os doentes vêm de aldeias terapêuticas - porque é que vêm ter consigo? Doentes que se dirigem diretamente a si porque acreditam na medicina moderna? Quais são os motivos?

V. Faturação dos cuidados prestados aos doentes

Quanto custam os cuidados de saúde? As pessoas pagam por natureza? O quê, por exemplo? Costuma tratar doentes gratuitamente por serem indigentes? Porquê ou porque não? Qual é a escala de tratamento das fracturas? Pode falar-me dela? Quantos casos recebe por dia, semana, mês ou ano? Qual é o número atual de casos de fracturas na sua clínica? Obrigado pelo seu esclarecimento.

Apêndice 10: Contrato de cessão de direitos

AUTORIZAÇÃO DE UTILIZAÇÃO DE IMAGENS E SOM

"A aldeia terapêutica de ZE KANE Samuel: práticas de tratamento das doenças dos ossos a Niete".

Eu, abaixo assinado,   aceito ser fotografado para o

filme de investigação etnográfica mencionado na referência. Dou plena autorização a ZONGO MERIC Nascido a 28/11/1994 em Adjap Matrícula: 19B877LF estudante da Universidade de Ngaoundere Antropologia Visual. para a difusão, representação e todas as operações necessárias para a exploração académica e pedagógica da obra audiovisual sobre a totalidade ou parte das imagens e comentários gravados, para a produção intitulada "Le village therapeutique de ZE KANE Samuel: pratiques des soins des maladies des os a Niete", no âmbito universitário, na versão original/duplicada ou legendada, em qualquer suporte e em qualquer processo existente ou desconhecido até à data, sem limitação de tempo e gratuitamente. Garanto ao Sr. ZONGO MERIC contra qualquer recurso de qualquer tipo.

O meu nome pode ser mencionado nos créditos da obra audiovisual, por ocasião de qualquer utilização educativa ou académica da mesma.

Nko'olong le

Nome e apelido do orador:

Data e local de nascimento :

Endereço legal :

Assinatura

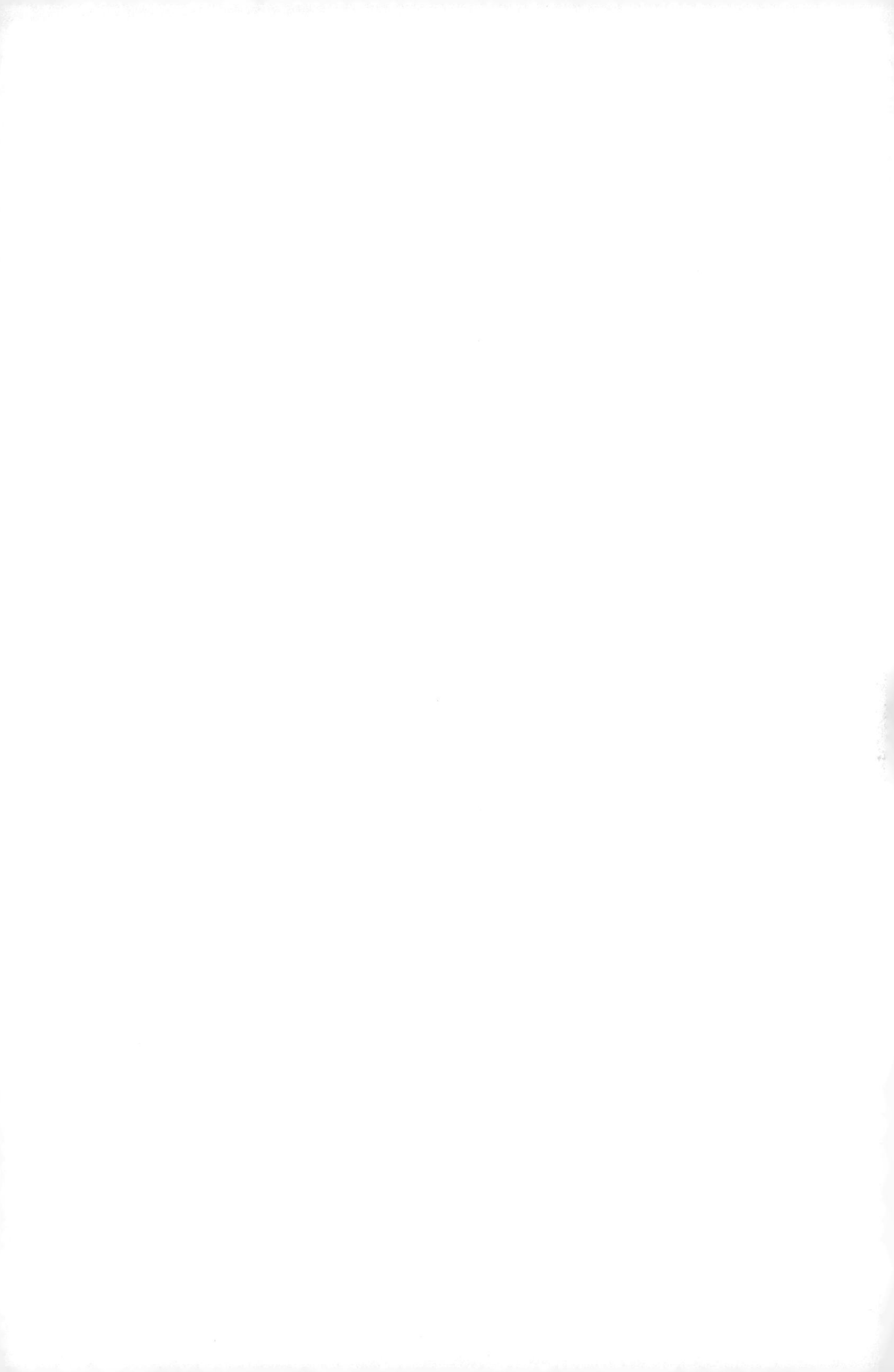

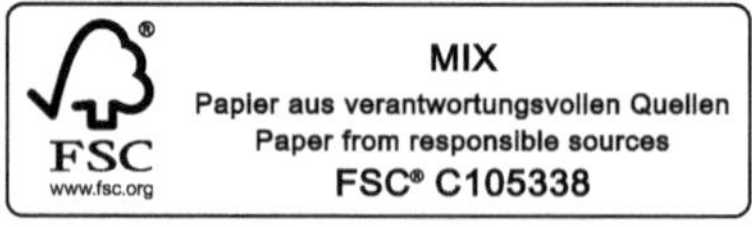